Priya Deshmukh

Núcleo da DPOC

**Priya Deshmukh**

# Núcleo da DPOC

**ScienciaScripts**

**Imprint**
Any brand names and product names mentioned in this book are subject to trademark, brand or patent protection and are trademarks or registered trademarks of their respective holders. The use of brand names, product names, common names, trade names, product descriptions etc. even without a particular marking in this work is in no way to be construed to mean that such names may be regarded as unrestricted in respect of trademark and brand protection legislation and could thus be used by anyone.

Cover image: www.ingimage.com

This book is a translation from the original published under ISBN 978-620-2-30302-6.

Publisher:
Sciencia Scripts
is a trademark of
Dodo Books Indian Ocean Ltd. and OmniScriptum S.R.L publishing group

120 High Road, East Finchley, London, N2 9ED, United Kingdom
Str. Armeneasca 28/1, office 1, Chisinau MD-2012, Republic of Moldova, Europe
Printed at: see last page
**ISBN: 978-620-7-62250-4**

## ABREVIATURAS:

**COPD:**      Chronic Obstructive Pulmonary Disease

**BMI:**       Body Mass Index

**FEV1%:**     Forced expiratory volume in 1 second

**IC:**        Inspiratory capacity

**EX M:**      Expiratory Muscle

**6 MWD:**     6 Minute Walk Distance

O core é o centro da cadeia cinética funcional. Funciona como um espartilho muscular que trabalha como uma unidade para estabilizar o corpo, especialmente a coluna vertebral, com ou sem movimento dos membros. Na medicina alternativa, o centro do corpo é designado por "casa de força"; é a base de todas as actividades.

O núcleo do corpo é composto por estruturas passivas e activas. As estruturas passivas são a coluna vertebral torácica e lombar e a pélvis, enquanto as estruturas activas são os músculos do núcleo.[1]

Akuthota e Nadler descreveram o "core" como uma caixa com os músculos abdominais à frente, os músculos paraespinhais e glúteos atrás, o diafragma como o teto e os músculos do pavimento pélvico e da cintura escapular como o chão.[1] Os músculos do core são constituídos por dois tipos de fibras musculares: as de contração lenta e as de contração rápida. As fibras de contração lenta formam principalmente o sistema muscular local (a camada muscular profunda). Estes músculos são mais curtos e são adequados para controlar os movimentos entre os segmentos e para reagir às mudanças de postura e às cargas externas. Os músculos locais mais importantes incluem o músculo transverso do abdómen, o músculo multífido, o músculo oblíquo interno, o músculo transverso profundo da coluna vertebral e os músculos do pavimento pélvico.[2]

As fibras de contração rápida, por outro lado, formam o sistema muscular global (a camada muscular superficial). Estes músculos são longos e têm grandes braços de alavanca, o que lhes permite gerar grandes binários e movimentos grosseiros. Os músculos globais mais importantes são o eretor spinae, o obliquus externus, o rectus abdominis e o quadratus lumborum (que, segundo McGill, é um importante estabilizador da coluna vertebral).[3]

De acordo com Pilates, o fortalecimento e a estabilidade do centro do corpo são muito benéficos para a respiração.[4] A maior parte destes músculos do corpo também apoiam a respiração, como o diafragma e os músculos abdominais. Estudos efectuados com cantores demonstraram que músculos centrais fortes ajudam os cantores a melhorar a resistência dos músculos respiratórios, aumentando assim a capacidade respiratória. Os músculos do tronco trabalham ao tensionar os músculos abdominais, criando mais pressão no abdómen, o que permite ao diafragma relaxar e uma subida cuidadosamente controlada para cima. Os músculos fortes do core também suportam os músculos da coluna vertebral e as costelas inferiores, o que, por sua vez, promove o movimento das costelas e leva a uma melhor capacidade respiratória.[5, 6]

Os vários músculos do núcleo suportam tanto a inspiração como a expiração, que requerem uma alteração da pressão na cavidade torácica. Os músculos respiratórios trabalham para atingir este objetivo, alterando as dimensões da cavidade torácica.

**O diafragma** é o teto do tronco. Trata-se de um músculo essencial para a respiração, que se contrai aquando da inspiração, alargando assim a cavidade torácica (os músculos intercostais externos estão igualmente envolvidos neste alargamento). Isto reduz a pressão no tórax e o alargamento da cavidade cria uma sucção que atrai o ar para os pulmões. Quando o diafragma relaxa, o ar é expirado pelo recuo elástico dos pulmões e do tecido que reveste a cavidade torácica em conjunto com os músculos abdominais, que actuam como antagonistas da contração do diafragma.[7] O diafragma também proporciona estabilidade à coluna lombar ao contrair-se e aumentar a pressão intra-abdominal. Os desafios ventilatórios para o corpo podem causar mais disfunção do diafragma e levar a um aumento da pressão sobre a coluna lombar.[8] Por conseguinte, as técnicas de respiração diafragmática podem ser uma parte importante de um programa de fortalecimento do núcleo.

**Os músculos abdominais** (oblíquos externos e internos, reto e transverso) são considerados os músculos expiratórios mais importantes (Ex M). Os músculos abdominais são uma parte importante do tronco. O <u>músculo transverso do abdómen, em </u>particular, tem atraído a atenção. As suas fibras correm horizontalmente à volta do abdómen e permitem uma tensão semelhante à de um pneu durante a contração. A ativação isolada do músculo transverso do abdómen é conseguida "esvaziando" o abdómen. Foi demonstrado que o músculo transverso do abdómen é ativado em pessoas saudáveis antes do movimento dos membros, teoricamente para estabilizar a coluna lombar.[9] <u>O obliquo interno </u>tem um alinhamento de fibras semelhante ao do transverso do abdómen, mas recebe muito menos atenção em termos de criação de tensão sob a forma de arcos. Em conjunto, o oblíquo interno, o oblíquo externo e o transverso do abdómen aumentam a pressão intra-abdominal criada pela pressão dos pneus gerada pela fáscia tóraco-lombar, proporcionando assim estabilidade funcional à coluna lombar.[10] O músculo obliquus externus, o maior e mais superficial músculo abdominal, controla a inclinação pélvica anterior. Também actua excentricamente durante a extensão lombar e a torção lombar. "Por fim, o músculo reto abdominal, um músculo emparelhado, em forma de banda, da parede abdominal anterior. A contração deste músculo provoca principalmente a flexão da coluna lombar. A sua contração comprime igualmente o conteúdo abdominal, provoca a descida das costelas e empurra o diafragma para a caixa torácica. Juntamente com a ação do músculo interno das costelas, os músculos abdominais aumentam a pressão intratorácica, o que reduz o volume pulmonar e facilita o fluxo expiratório.[12] Além disso, a atividade dos músculos expiratórios aumenta proporcionalmente à necessidade de ventilação.[13] A contração dos músculos expiratórios é também responsável pela execução de vários movimentos expiratórios, como a tosse.[14]

Na respiração tranquila, há pouca ou nenhuma contração muscular durante a expiração. Em pessoas saudáveis, este processo é simplesmente impulsionado pelo recuo elástico dos pulmões. Em determinadas condições, como a DPOC, a elasticidade dos pulmões perde-se. Nos doentes com DPOC, ocorre uma expiração forçada ou ativa, mesmo durante o esforço físico.[7]

"A doença pulmonar obstrutiva crónica (DPOC) é uma doença evitável e tratável com alguns efeitos pulmonares adicionais significativos que podem contribuir para a sua gravidade em doentes individuais. Trata-se de uma doença progressiva com um componente pulmonar caracterizado por uma restrição parcialmente reversível do fluxo aéreo expiratório.[15] A DPOC é uma doença comum que pode afetar significativamente a qualidade de vida e aumentar o risco de morte prematura.

A DPOC caracteriza-se pela inflamação das vias respiratórias periféricas e pela destruição do parênquima pulmonar ou enfisema e dos seus vasos em combinações muito diferentes. Inclui tanto o enfisema como a bronquite crónica. A restrição do fluxo de ar é acompanhada por uma reação inflamatória anormal dos pulmões às partículas ou gases nocivos inalados. Como consequência, verifica-se uma perda do recuo elástico e um aumento da resistência das vias aéreas, o que limita tanto a capacidade de inalação como de exalação. Numa fase mais avançada da doença, verifica-se um espessamento das paredes vasculares, o que tem um efeito negativo nas trocas gasosas e pode levar tanto à hipoxia (baixo teor de oxigénio) como à hipercapnia (elevado teor de dióxido de carbono).[16]

A limitação do fluxo aéreo expiratório e a perda do recuo elástico dos pulmões promovem o aprisionamento do ar com um aumento do volume pulmonar expiratório final (VLEE), uma diminuição da capacidade inspiratória (CI) e a hiperinsuflação dos pulmões. A redução persistente da CI durante o exercício reflecte uma hiperinsuflação dinâmica.[17] A hiperinsuflação dinâmica leva a uma deterioração da relação comprimento-tensão do músculo diafragmático, resultando num aumento do esforço respiratório. Nos doentes com DPOC, a posição de repouso do tórax é mais inspiratória e a excursão torácica é reduzida. O alinhamento das fibras diafragmáticas altera-se durante a hiperinsuflação. O diafragma torna-se mais plano.[18] A tração angular das fibras diafragmáticas torna-se mais horizontal, com uma zona de aposição reduzida e um intervalo de contração reduzido à medida que a doença progride (fraqueza diafragmática), o que leva a uma tração para dentro das costelas inferiores durante a inspiração.[18, 19]

O recrutamento dos músculos respiratórios tem sido observado em doentes com doença pulmonar obstrutiva crónica (DPOC) ou asma, tanto em repouso como durante o exercício.[21, 22] Embora o significado clínico dessa ativação não seja claro, acredita-se que a contração dos músculos expiratórios seja um mecanismo que fornece uma reserva funcional ao sistema.[12 - 14, 20]

No seu estudo sobre a mecânica da parede torácica durante o exercício em doentes com obstrução crónica grave das vias respiratórias, Dodd DS et al. colocaram a hipótese de a obstrução das vias respiratórias poder induzir alterações adaptativas no músculo expiratório de doentes com DPOC. Embora o significado clínico desta ativação seja desconhecido, a contração do músculo expiratório pode representar um mecanismo compensatório na doença pulmonar obstrutiva. A contração do músculo expiratório pode armazenar energia elástica e gravitacional no tórax e no abdómen, facilitando o início do ciclo inspiratório subsequente.[20]

Existem vários relatórios que demonstram que a força e a resistência muscular expiratória podem ser afectadas em doentes com DPOC, resultando numa diminuição da reserva funcional.[22, 23.]

Os doentes com DPOC também sofrem de disfunção do músculo esquelético devido a mecanismos locais, sistémicos ou ambos. O fator sistémico pode levar a uma perda generalizada da função muscular, enquanto o fator local envolve a inatividade crónica em consequência da falta de ar. Esta situação conduz a um descondicionamento que resulta em disfunções musculares, nomeadamente nos músculos locomotores, como o quadricípete. A maior parte dos investigadores concentrou-se no quadríceps, por ser um músculo locomotor primário e de fácil acesso. Verificaram que a força do músculo quadricípete diminui. O estudo mostrou que o quadríceps e o músculo da parede abdominal anterior (músculo expiratório) têm uma distribuição semelhante dos tipos de fibras. O quadríceps é constituído por 43% de fibras de tipo 1 e 57% de fibras de tipo 2, enquanto o músculo abdominal é constituído por 46% de fibras de tipo 1 e 54% de fibras de tipo 2. Por conseguinte, pode existir uma disfunção muscular nos músculos abdominais.[24]

Durante a inspiração, o diafragma contrai-se, achata-se e desloca-se caudalmente, o que leva a um aumento da pressão intra-abdominal. Este aumento da pressão impede uma maior descida e estabiliza o núcleo central do diafragma, de modo a que as fibras das costelas laterais do diafragma possam elevar as costelas inferiores (movimento de "pega de balde"). Durante a expiração ativa ou forçada, os músculos abdominais contraem-se, o que leva a um aumento da pressão intra-abdominal. Isto provoca um movimento ascendente do diafragma e uma pressão descendente sobre os músculos do pavimento pélvico.

**Os músculos do pavimento pélvico** actuam, portanto, como uma unidade funcional para a estabilidade da coluna vertebral. Ajudam na respiração, suportam o aumento da pressão intra-abdominal e previnem a incontinência urinária. Muitos investigadores chegaram à conclusão de que os doentes com DPOC geram continuamente um pico elevado de pressão intra-abdominal devido à tosse crónica. Este facto provoca uma disfunção dos músculos do pavimento pélvico, o que leva a um maior grau de incontinência urinária em comparação com a população em geral.[25]

Além disso, uma postura cifótica ou inclinada para a frente do ombro é comum nos doentes com DPOC.[26] Um estudo concluiu que o nível expiratório final e a expiração ativa aumentam quando se está sentado com o tronco inclinado para a frente, em comparação com a posição sentada com o tronco inclinado para trás. Sentar-se com o tronco inclinado para a frente e apoiar os antebraços nas coxas é uma posição de relaxamento modificada na fisioterapia torácica.[28 - 32] Esta postura inclinada para a frente é, portanto, frequentemente adoptada pelos doentes com DPOC para aliviar a dispneia.[33] Esta postura está associada a uma redução da lordose lombar, o que leva ao alongamento das espinhas erectores. Este facto reduz a distância entre o xifisternum e a sínfise púbica, o que leva a um encurtamento dos músculos abdominais.[34] Esta aproximação das costelas à bacia leva a um aumento da pressão intra-abdominal e dificulta a descida caudal do diafragma durante a inspiração.[35]

Em resumo, os doentes com DPOC têm uma relação comprimento-tensão alterada do diafragma, dos músculos paraespinhais, dos músculos do pavimento pélvico e dos músculos abdominais, o que pode afetar a força dos músculos do tronco. Por conseguinte, pode presumir-se que a força dos músculos do tronco pode estar alterada nestas pessoas.

## NECESSIDADE DO ESTUDO

Os músculos do tronco ajudam os cantores a melhorar a resistência dos músculos respiratórios, aumentando assim a capacidade respiratória. Numerosos estudos sobre a DPOC demonstraram que o descondicionamento é um fator importante que contribui para a diminuição da força e da resistência. No entanto, a maioria destes estudos investigou a força dos membros superiores e inferiores. Nenhum dos estudos deu ênfase à avaliação da força dos músculos centrais. Os exercícios de força e resistência para os membros superiores e inferiores são o principal componente do programa de reabilitação pulmonar. No entanto, o reforço dos músculos centrais não faz parte do programa de reabilitação pulmonar. Por conseguinte, é necessário avaliar a força dos músculos centrais nos doentes com DPOC.

## OBJECTIVO DO ESTUDO:

Avaliação e comparação da força muscular do tronco em doentes com DPOC e indivíduos saudáveis da mesma idade, género e IMC.

## OBJECTIVOS DO ESTUDO:

1. Avaliação da força muscular do tronco, da capacidade funcional e do IMC em doentes com DPOC.
2. Avaliação da força dos músculos do tronco em indivíduos saudáveis, comparáveis em termos de idade, sexo e IMC.
3. Comparação da força dos músculos do tronco de doentes com DPOC e de pessoas saudáveis com a mesma idade, sexo e IMC.
4. Estabelecer uma correlação entre a força muscular central e a capacidade funcional, o grau de obstrução e o IMC em doentes com DPOC.

**HIPÓTESE ZERO:**

A força dos músculos do tronco dos doentes com DPOC não difere da dos indivíduos saudáveis, comparáveis em termos de idade, sexo e IMC, e não está relacionada com a capacidade funcional, o grau de obstrução e o IMC dos doentes com DPOC.

**HIPÓTESE:**

A força muscular do tronco nos doentes com DPOC difere da dos indivíduos saudáveis, comparáveis em termos de idade, sexo e IMC, e está relacionada com a capacidade funcional, o grau de obstrução e o IMC nos doentes com DPOC.

1. **Iniciativa Global para a Doença Pulmonar Obstrutiva Crónica. 2013**
O Comité Científico GOLD analisa a investigação publicada sobre o tratamento e a prevenção da DPOC. Avalia também o impacto desta investigação nas recomendações dos documentos GOLD sobre gestão e prevenção e publica actualizações anuais no sítio Web. A atualização mais recente, de 2013, inclui orientações sobre o diagnóstico e a avaliação da DPOC, bem como informações actuais sobre o tratamento farmacológico e não farmacológico dos doentes com DPOC.

2. Stephen I Rennard, Georges Juvelekian, et al **Chronic Obstructive Pulmonary Disease: Definition, Clinical Manifestations, Diagnosis and Staging 2013** apresenta uma lista da definição, classificação, diagnóstico e manifestações clínicas da DPOC. Georges Juvelekian e James K. Stoller resumem várias definições de DPOC e o seu sistema de classificação de acordo com diferentes sociedades profissionais. Referem também que o índice BODE, ou seja, IMC, obstrução, dispneia e capacidade de exercício, demonstrou ser mais preditivo da sobrevivência na DPOC. Apresentaram também uma breve descrição dos protocolos de tratamento recomendados por várias sociedades profissionais para os doentes com DPOC. Sugeriram também que, na recente revisão do documento estratégico, o conceito de estádios espirométricos foi substituído por graus espirométricos, uma vez que o nível de FEV1 demonstrou ser um indicador incompleto do estado da doença. Uma medida composta da gravidade dos sintomas e da frequência das exacerbações foi adicionada ao FEV1 para classificar os doentes em 4 grupos:

**Grupo A**: (baixo risco, menos sintomas) inclui doentes com um valor de FEV1 >50% (grau 1 ou 2) e poucos sintomas, avaliados através de um teste de avaliação da DPOC (CAT) <10 ou de uma escala de dispneia modificada do Medical Research Council (mMRC) <2 e 0-1 exacerbações no último ano

**Grupo B**: (baixo risco, mais sintomas) inclui doentes com um FEV1 >50% e 0-1 exacerbações no ano anterior, mas com sintomas com pontuação CAT >10 ou pontuação mMRC >2

**Grupo C**: (alto risco, menos sintomas) inclui doentes com um FEV1

<50% e uma pontuação CAT <10 ou uma pontuação mMRC <2, mas com >2 exacerbações no último ano

**Grupo D**: (alto risco, mais sintomas) inclui doentes com um FEV1 <50%, pontuação CAT >10 ou mMRC >2 e >2 exacerbações no último ano.

3. Noujeim, Carlos; Bou-Khalil, Pierre. Actualizações da DPOC: O que há de novo na fisiopatologia e na gestão? **Revisão de especialistas em medicina respiratória**. 2013;

Estudos recentes mostram que três mecanismos diferentes de obstrução das vias respiratórias desempenham um papel no desenvolvimento da DPOC. O primeiro é a perda de suporte das pequenas vias aéreas no enfisema, que leva ao seu colapso. O segundo mecanismo é a inflamação crónica ou bronquiolite que ocorre nas pequenas vias aéreas, e o terceiro mecanismo é a presença de muco nas pequenas vias aéreas, que contribui ainda mais para a obstrução do fluxo de ar. Estudos efectuados no Reino Unido demonstraram que a inflamação na DPOC tem características diferentes. A inflamação bacteriana predomina em 50% dos doentes, a inflamação eosinofílica noutros, enquanto a inflamação viral predomina em alguns doentes e apenas 14% dos doentes não apresentam alterações na inflamação de base.

4. **Componentes da reabilitação pulmonar.** *A American Thoracic Society ATS* **2013** enumera os componentes da reabilitação pulmonar. De acordo com a ATS, uma reabilitação pulmonar abrangente inclui geralmente treino de exercício, educação, intervenções psicossociais e comportamentais, terapia nutricional e avaliação de resultados. É também referido que o treino de exercício na reabilitação pulmonar inclui o treino de resistência (exercício aeróbico) e o treino de força. A ATS sugeriu que o treino de resistência, que envolve dinamicamente os grandes músculos e é normalmente realizado três a quatro vezes por semana durante 20-30 minutos *por* sessão a uma intensidade superior a 50% do consumo máximo de oxigénio, induz adaptações estruturais e fisiológicas que proporcionam ao indivíduo treinado uma maior resistência para realizar actividades de alta intensidade. O treino de resistência dos músculos periféricos tem benefícios comprovados na DPOC.

5. Sundeep Salvi, Anurag Agrawal. **A Índia precisa de um programa nacional de prevenção e controlo da DPOC.** *Association of physician India;* 2012 60: 5-7 investigou a prevalência da DPOC na Índia e o seu programa de prevenção e controlo. Realizaram um grande estudo de prevalência da DPOC numa população rural da Índia, utilizando o questionário de sintomas respiratórios e o rácio FEV1/FVC após broncodilatação de <70% para definir a DPOC. A prevalência da DPOC foi quase duas vezes superior quando se utilizou a espirometria para definir a DPOC, o que sugere que o verdadeiro peso da DPOC, tal como determinado na maioria dos estudos epidemiológicos na Índia que utilizaram questionários de sintomas respiratórios, está provavelmente subestimado em cerca de metade. Os autores salientaram ainda que, na Índia, há cada vez mais pessoas a morrer de doenças não transmissíveis, estando as doenças respiratórias crónicas no topo da lista.[17] A DPOC mata meio milhão de pessoas na Índia todos os anos, mais do que a tuberculose, a malária ou o VIH/SIDA.

6. SK Jindal. **COPD: The unrecognised epidemic in India (DPOC: A epidemia não reconhecida na Índia).** *Association of physician India;* 201260: 14-16 referiu que a DPOC emergiu como uma das principais causas de morbilidade e mortalidade em todo o mundo e, segundo as projecções, será a terceira principal causa de morte e a quinta principal causa de perda de "anos de vida ajustados por incapacidade" (DALY), de acordo com o Estudo sobre a Carga Global da Doença (GBDS).[1] As projecções regionais para os países em desenvolvimento, incluindo a Índia, eram ainda piores.[1] O autor realizou também inquéritos em diferentes partes da Índia e encontrou uma taxa de prevalência de 2 a 22% nos homens e de 1,2 a 19% nas mulheres.[5] Também encontrou diferenças na prevalência em diferentes grupos etários. Verificou também que a prevalência da doença aumenta com a idade após os 35 a 40 anos. É muito rara nos grupos etários mais jovens, exceto em doentes com deficiência de alfa-1 antitripsina. É significativamente mais comum nos homens e nos fumadores.

7. Margareta Emtner, PT, PhD, Professora Associada, Universidade de Uppsala e Hospital Universitário de Uppsala, Uppsala, Suécia **Doença pulmonar obstrutiva crónica (DPOC),** explicou que a redução da

capacidade de exercício é comum em pessoas com doença pulmonar obstrutiva crónica. A destruição das pequenas vias aéreas e dos alvéolos, a inflamação dos brônquios e a deterioração da força dos músculos esqueléticos contribuem para a redução da capacidade de exercício. O exercício físico melhora o desempenho físico e reduz a dispneia (falta de ar). Todas as pessoas devem ser aconselhadas a praticar 30 minutos de atividade física 5 a 7 dias por semana. Deve também ser encorajada a participação em treinos de exercício físico. O exercício deve consistir em treino aeróbico (treino de fitness), treino de força dinâmica e treino de flexibilidade (ver quadro abaixo). As actividades adequadas incluem andar de bicicleta, caminhar e fazer exercício físico em terra ou na água. Se os níveis de saturação (saturação de oxigénio) forem inferiores a 88-90%, não deve ser realizado qualquer treino.

8. Garrod Rachel; et al. **Role of physiotherapy in the management of chronic lung diseases: An overview of systematic reviews.** *Respiratory Medicine* 2007; 101(12) 2429-36 Esta visão geral discute quatro revisões Cochrane sobre doenças respiratórias que são relevantes para a prática da fisioterapia. Os fisioterapeutas têm como objetivo melhorar a ventilação em pessoas com doenças respiratórias utilizando uma variedade de técnicas. As revisões seleccionadas para discussão abrangem, portanto, uma vasta gama de intervenções habitualmente utilizadas pelos fisioterapeutas: Exercícios respiratórios, técnicas de higiene broncopulmonar e treino físico dos músculos periféricos e respiratórios. As revisões mostram que os exercícios respiratórios podem ter efeitos positivos na qualidade de vida relacionada com a saúde na asma e que o treino dos músculos respiratórios (TMI) pode melhorar a força dos músculos respiratórios. No entanto, a relevância clínica do aumento da força muscular respiratória per *se* é desconhecida e os efeitos a longo prazo dos exercícios respiratórios na morbilidade não foram considerados. Uma revisão mostra claramente que as técnicas de higiene broncopulmonar aumentam a produção de expetoração na doença pulmonar obstrutiva crónica (DPOC) e nas bronquiectasias. As exacerbações frequentes estão associadas a um aumento da expetoração e a uma elevada carga bacteriana, o que sugere que a melhoria da depuração da expetoração pode ter um importante benefício terapêutico.

Recomendam-se estudos futuros que investiguem os efeitos a longo prazo das medidas de higiene broncopulmonar na morbilidade. Na terceira revisão, a importância da reabilitação pulmonar no tratamento da DPOC é novamente sublinhada. Os fisioterapeutas são fundamentais para a realização de programas de exercício e é provável que o impacto da reabilitação pulmonar também afecte outros resultados importantes, como a admissão hospitalar e a readmissão.

9. Khirani, S; Polese, G et al.**Patho physiology of airflow limitation in COPD.** Oxford *Clinical Publishing, uma marca da Atlas Medical Publishing Ltd*, 2005. Neste estudo, os autores explicam a fisiopatologia da limitação do fluxo de ar na DPOC. Explicam também o processo da doença e os sintomas. Neste artigo, os autores explicam o mecanismo da hiperinsuflação pulmonar nos doentes com DPOC. Explicam também a diferença entre obstrução do fluxo aéreo e limitação do fluxo aéreo em doentes com DPOC. Explicam também como é que a DPOC difere da asma. Um artigo recente de Lapperre et al. aborda a heterogeneidade da DPOC e conclui que a limitação do fluxo de ar, a inflamação das vias respiratórias e as características habitualmente associadas à asma são factores separados e largamente independentes na fisiopatologia da DPOC. Outro artigo recente e elegante de Fabbri et al [35] demonstrou que as características da inflamação na asma diferem das da DPOC, mesmo com o mesmo grau de obstrução das vias aéreas, sugerindo que a asma e a DPOC continuam a ser duas doenças distintas, mesmo em fases avançadas, e que, por conseguinte, justificam estratégias terapêuticas diferentes.

10. Jonathan Singer, Edward H. et al. **Força muscular respiratória e esquelética na DPOC: Impacto na capacidade de exercício e na função dos membros inferiores**. **Journal of cardiopulmonary Rehabilitation and Prevention**; 2011 31(2): 111-119.828 pacientes com DPOC foram recrutados neste estudo e os efeitos da redução das vias aéreas (pressão inspiratória máxima, PImáx) e da força muscular dos membros inferiores (quadríceps, QS) na capacidade de exercício (distância de caminhada de 6 minutos, TC6) e na função dos membros inferiores (LEF, Short Physical Performance Battery) foram investigados. Nas análises de regressão múltipla, foram tidas em conta as

covariáveis mais importantes, incluindo a função pulmonar e o tabagismo, e foram investigadas as relações entre a força muscular e o desempenho físico e funcional. O resultado deste estudo mostrou que, por cada ^ desvio padrão (0,5 DP) na QS, os homens caminharam menos 18,3 metros durante o TC6 (IC 95% -24,1 a -12,4); as mulheres caminharam menos 25,1 metros (IC 95% -31,1 a -12,4). Por cada redução de 0,5 DP na PImáx, os homens caminharam menos 9,4 metros durante o TC6 (IC 95% -15,2 a -3,6); as mulheres caminharam menos 8,7 metros (IC 95% - 15,2 a -3,6).

IC -14,1 a -3,4). Para cada redução de 0,5 DP no QS, a probabilidade de LEF pobre foi 1,32 maior nos homens (IC 95%: 1,11 a 1,15) e 1,87 maior nas mulheres (IC 95%: 1,54 a 2,27). Um escore MIP mais baixo (por 0,5 DP) foi associado a um risco aumentado de LEF ruim em mulheres (OR 1,18, IC 95%: 1,00 a 1,39), mas não em homens (OR 1,10, IC 95%: 0,93 a 1,31). Os autores concluíram com este estudo que a atenção precoce à força muscular esquelética pode ser uma parte importante da prevenção da incapacidade em doentes com DPOC.

II.Rob CI Wust, Hans Degens, Institute for Biophysical and Clinical Research into Human Movement (IRM), Manchester Metropolitan University, Cheshire, Reino Unido, investigaram **os factores que contribuem para a perda de massa muscular e a disfunção em doentes com DPOC, sugerindo** que muitos doentes com doença pulmonar obstrutiva crónica (DPOC) sofrem de intolerância ao exercício. Em cerca de 40% dos doentes, a capacidade de exercício é limitada por alterações no músculo esquelético e não por problemas pulmonares. De facto, a DPOC está frequentemente associada à perda de massa muscular e a uma alteração lenta ou rápida da composição do tipo de fibras, o que conduz à fraqueza ou ao início precoce da fadiga muscular. É evidente que o controlo da perda de massa muscular na DPOC beneficia o doente, melhorando a sua qualidade de vida e também as suas hipóteses de sobrevivência. Para combater com êxito a perda de massa muscular e a remodelação na DPOC, é necessário compreender claramente as causas e os mecanismos. A falta de exercício, a hipoxemia, a desnutrição, o stress oxidativo e a inflamação sistémica podem levar à perda de massa muscular. Especialmente quando a inflamação sistémica aumenta, a perda de massa muscular torna-se uma complicação grave. A perda de massa muscular pode dever-se, pelo menos em parte, ao aumento da atividade da via ubiquitina-proteassoma e da apoptose. No entanto, é bem possível que a diminuição do potencial regenerativo do músculo, e não o aumento da degradação das proteínas, seja o fator chave da perda de massa muscular na DPOC com níveis elevados de inflamação sistémica. Por fim, discutimos brevemente as várias estratégias de tratamento e reabilitação disponíveis para combater a perda de massa muscular e a fadiga em doentes com DPOC.

12. Coen AC Ottenheijm*4, Leo MA Heunks1,2,3 e Richard PN Dekhuijzen1 analisaram **as adaptações diafragmáticas em doentes com DPOC,** *Respiratory Research* 2008, **9**:12. Este estudo sugere que a fraqueza dos músculos respiratórios em doentes com DPOC é de grande importância clínica. Por exemplo, a geração de pressão inspiratória máxima é um determinante independente da sobrevivência na DPOC grave. Tradicionalmente, a fraqueza muscular inspiratória tem sido atribuída ao encurtamento diafragmático causado pela hiperinsuflação. No entanto, mais recentemente, a investigação invasiva da função contrátil, da estrutura e da bioquímica do diafragma demonstrou que ocorrem alterações celulares e moleculares, várias das quais podem ser consideradas patológicas. Embora a mudança do tipo de fibra para fibras oxidativas do tipo I no diafragma da DPOC seja considerada benéfica, uma vez que torna o diafragma sobrecarregado mais resistente à fadiga, a redução do desenvolvimento da força das fibras diafragmáticas *in vitro* contribui provavelmente para a fraqueza diafragmática. O desenvolvimento reduzido da força do diafragma ao nível das fibras individuais está relacionado com a perda de conteúdo de miosina nestas fibras. Além disso, na DPOC, o diafragma está exposto ao stress oxidativo e a lesões do sarcoma. Esta revisão postula que o stress oxidativo e os danos nos sarcómeros activam a maquinaria proteolítica, levando a uma perda de proteínas contrácteis e, consequentemente, a uma perda da capacidade de geração de força das fibras diafragmáticas em doentes com DPOC. Curiosamente, várias destas alterações patológicas putativas já estão presentes numa fase inicial da doença (GOLD I/II), embora estes doentes não pareçam estar limitados nas suas actividades diárias. O tratamento da disfunção diafragmática na DPOC é complexo,

uma vez que a sua etiologia não é clara. No entanto, evidências recentes sugerem que a via ubiquitina-proteassoma é um alvo importante para atenuar a atrofia diafragmática na DPOC.

13. Denis E. O'Donnell, Susan M. Revill e Katherine A. Webb realizaram um estudo intitulado "Dynamic Hyperinflation **and Exercise Intolerance in Chronic** Obstructive **Pulmonary Disease" (Hiperinsuflação dinâmica e intolerância ao exercício na doença pulmonar obstrutiva crónica).** De acordo com o estudo, o papel da hiperinsuflação dinâmica (HD) na intolerância ao exercício na doença pulmonar obstrutiva crónica (DPOC) ainda não foi definido. Analisaram a DH durante o exercício em 105 doentes com DPOC (FEV1-37-13% previsto; média - SD) e investigaram as relações entre o volume pulmonar em repouso, a DH durante o exercício e o consumo máximo de oxigénio (O2). Os pacientes foram submetidos a testes de função pulmonar e a um teste de exercício de ciclo incremental. Medimos a alteração na capacidade inspiratória (A IC) durante o exercício para refletir as alterações na DH. Durante o exercício, 80% dos pacientes apresentaram DH significativa acima dos valores de repouso. A CI diminuiu durante o exercício em 0,37-0,39 l ou 1415% do valor previsto (p=0,0005), mas com uma ampla gama de variação. A CI correlacionou-se melhor com a CI em repouso, ambas expressas em % do previsto (r=0,50, 0,0005). O pico de O2 (% do máximo previsto) correlacionou-se melhor com o volume corrente máximo atingido (VT normalizado como % da capacidade vital prevista) (r=0,68, p=0,0005), que por sua vez se correlacionou fortemente com a CI no pico do exercício (r = 0,79, p = 0,0005) ou em repouso (r = 0,75, p = 0,0005). A extensão da DH durante o exercício na DPOC correlacionou-se melhor com o CI em repouso. A DH limitou a resposta do VT ao exercício. Esta incapacidade de expandir o VT em resposta ao aumento da carga metabólica contribuiu significativamente para a intolerância ao exercício na DPOC.

14. Ravi Savadatti1, Gajanan. S. Gaude, Prashant Mukkannava, realizaram um estudo piloto sobre o **efeito de um suporte postural para corrigir a postura do ombro para a frente e a cifose em pacientes com doença pulmonar obstrutiva crónica, <u>Indian Journal of Physiotherapy & Occupational Therapy.</u>** janeiro-março

2013, Vol. 7, No. 1, concluíram que a combinação da correção postural com um espartilho e o treino dos músculos inspiratórios com o TIMT (Threshold inspiratory muscle training device) melhora a postura e a força dos músculos inspiratórios dos doentes com DPOC.

15. Ki-song Kim, Min-kwang Byun, et al. investigaram **os efeitos das manobras de respiração e da postura sentada na atividade muscular dos músculos inspiratórios acessórios em doentes com doença pulmonar obstrutiva crónica** (Multidisciplinary Respiratory Medicine 2012, 7:9) **e** descobriram que a respiração labial produzia um padrão respiratório mais favorável em doentes com DPOC em comparação com o QB (avaliado pela TV e RR). Além disso, o WAHS (exercício respiratório com apoio do braço e da cabeça) e o WAS (exercício respiratório com apoio do braço) resultaram num aumento da atividade dos músculos respiratórios acessórios durante a inspiração em comparação com a posição neutra na DPOC.

16. Anoma Santiworakul, Suwannee Jarungjitaree et al. **Effect of Lower Extremity Exercise on Muscle Strength and Physical Capacity in COPD Patients (Efeito do exercício dos membros inferiores na força muscular e na capacidade física em doentes com DPOC).** *J Med Assoc Thai* 2009; 92(4): 556-63 Investigar os efeitos do exercício dos membros inferiores na força muscular máxima dos membros inferiores e na capacidade física em doentes com DPOC. O estudo foi efectuado com vinte doentes com DPOC moderada a muito grave. Estes doentes foram divididos num grupo de treino e num grupo de controlo. O grupo treinado recebeu oito semanas de exercícios funcionais para os membros inferiores em casa, incluindo passo para a frente, passo lateral para cima, elevação do calcanhar e estocada. A força muscular máxima e a distância de caminhada de seis minutos (DTC6) foram medidas antes do treino, na semana 4 e na semana 8 no hospital. Este estudo concluiu que não havia diferenças significativas na força muscular máxima e na distância de caminhada de 6 minutos entre os grupos de treino e de controlo no início do programa. No entanto, após oito semanas de treino, verificou-se uma melhoria significativa na DTC6, não havendo diferenças significativas no grupo de controlo. A partir dos resultados, concluíram que o treino funcional pode melhorar o desempenho físico de doentes com DPOC moderada a grave. É benéfico e pode ser facilmente realizado em casa.

17. Silva KR, Marrara KT et al. **Fraqueza muscular esquelética e**

**intolerância ao exercício em pacientes com doença pulmonar obstrutiva crônica**. <u>Revista Brasileira de Fisioterapia</u> 2008; 12(3): O objetivo foi avaliar a capacidade funcional e o desempenho dos músculos respiratórios e quadríceps em pacientes com doença pulmonar obstrutiva crônica (DPOC) e relacioná-los com o estado nutricional e o volume expiratório forçado no primeiro segundo (VEF1). [22]No seu estudo, foram examinados doze doentes com DPOC moderada (70±7 anos, FEV1 52±17% previsto, índice de massa corporal (IMC) 23±4kg/m ) e sete voluntários saudáveis (69±8 anos, FEV1 127±12% previsto, IMC 27±3kg/m ). Todos foram submetidos a análise da composição corporal, medição da força muscular respiratória (pressão inspiratória máxima, PImáx, e pressão expiratória máxima, PEmáx), teste de exercício cardiorrespiratório (TEC) e avaliação da força de preensão manual, pico de torque e trabalho total ou resistência do quadríceps femoral. [2]Verificaram que os doentes com DPOC apresentavam valores mais baixos para o índice de massa gorda livre (MLG) (18±1 *versus* 21±1kg/m , p<0,05), carga de trabalho máxima atingida no CET (60±20 *versus* 102±18 watts, p<0,01), PImáx (58±19 *versus* 87±21cmH2O, P<0.05), força de preensão manual (38±6 *versus* 47±5kg, p<0,05), pico de torque (103±21 *versus* 138±18Nm, p<0,05) e trabalho total do quadríceps femoral (*1570±395* versus 2333±568J, p<0,05) em comparação com o grupo controle (teste t de Student independente). Não houve correlação entre o VEF1 e as variáveis estudadas, enquanto a LBM se correlacionou com o trabalho total do quadríceps (Pearson, r=0,6290,p<0,05). A partir desses resultados, concluíram que pacientes com DPOC apresentam fraqueza muscular inspiratória e do quadríceps e menor capacidade funcional em relação a um grupo saudável. Além disso, sugeriram que o grau de obstrução das vias aéreas não é um bom preditor para quantificar o comprometimento nutricional e muscular em pacientes com DPOC.

18. Shweta S. Devare Phadke, Sukhada Prabhu e Sujata Yardi realizaram **um estudo sobre a capacidade respiratória e o fortalecimento muscular do tronco em cantores clássicos indianos** (Scientific Research Journal of India, Vol. 2, Issue 3, Year 2013) e descobriram que a força muscular do tronco dos cantores clássicos era significativamente elevada em comparação com indivíduos normais. Os autores levantaram a hipótese de que os cantores precisam de desenvolver a força e a flexibilidade de

todo o tronco. Músculos do tronco fortes suportam os músculos da coluna vertebral e das costelas inferiores, levando a um melhor movimento das costelas e, por conseguinte, a uma melhor capacidade respiratória. Os exercícios para fortalecer os músculos do tronco, bem como os músculos abdominais, das costas e pélvicos são recomendados como um programa de exercícios diários para cantores, para os ajudar a manter as suas notas ao longo do tempo.

19. **Em 2006,** Susan Leigh Martin investigou **a relação entre a força muscular central e a dor lombar crónica em corredoras de estrada amadoras e não corredoras.** Este estudo encontrou uma correlação entre um défice na força muscular do núcleo e a dor lombar em corredoras e não corredoras e uma correlação positiva entre o aumento do desempenho na corrida e a força muscular do núcleo em corredoras. As corredoras apresentaram um nível mais elevado de resistência em relação à contração dos músculos do tronco com o aumento do desempenho semanal de corrida. Também se pode notar que não houve diferença significativa na força muscular do tronco entre corredoras e não corredoras.

20. A Ramfrez-Sarmiento, M. Orozco-Levi, E. Barreiro, R. Mendez, A. Ferrer, J. Broquetas, J. Gea Este estudo sobre a **resistência muscular respiratória na doença pulmonar obstrutiva crónica** foi realizado para investigar a resistência muscular respiratória em doentes com DPOC. Foram estudados 23 doentes com DPOC (FEV1 35 (14) % previsto) e 14 controlos. A resistência da musculatura respiratória foi avaliada através de um método baseado na utilização de uma válvula de limiar expiratório e composto por duas etapas. Na etapa 1, a carga é aumentada gradualmente (50 g a cada 2 minutos) até se atingir o fracasso da tarefa, e a pressão gerada contra a carga mais elevada tolerada é definida como a pressão expiratória máxima sustentada (Pth max). Na etapa 2, os indivíduos respiram contra uma carga constante submáxima (80% da Pth max), e o tempo decorrido até à falha da tarefa é referido como o tempo de resistência expiratória (Tth80). Além disso, foi avaliada a força dos músculos periféricos (handgrip, HGS) e dos músculos respiratórios (pressão inspiratória e expiratória máxima, PI max e PE max, respetivamente). Os resultados indicam que os doentes com DPOC têm uma força e uma resistência Ex-M inferiores às dos indivíduos do grupo

de controlo: PE max 64 (19) % previsto vs. 84 (14) % previsto (diferença média de 20 %; intervalo de confiança (IC) de 95 % 14 a 39); P th max 52 (27) vs. 151 (46) cm H2O (diferença média de 99, IC 95 % 74 a 123); e Tth80 9,4 (6,3) vs. 14,2 (7,4) min (diferença média de 4,8, IC 95 % 1,0 a 10,4; p<0,01 para todos). Curiosamente, a resistência do Ex M correlacionou-se diretamente com a gravidade da obstrução das vias aéreas (Pmáx com FEV1, r=0,794, p<0,01) e com a redução da força observada em diferentes grupos musculares (Pmáx com HG, PI máx ou PE máx, r=0,550, p<0,05; r=0,583, p<0,001; e r=0,584, p<0,001, respetivamente). Concluíram que a resistência muscular está reduzida em pacientes com DPOC. Esta diminuição é proporcional à gravidade da doença e está associada a uma redução da força em diferentes grupos musculares. Isto sugere que os efeitos sistémicos estão envolvidos no comprometimento observado da função Ex-M.

21. W D-C Man, N S Hopkinson, F Harraf, D Nikoletou, M I Polkey, J Moxham, **Abdominal muscle and quadriceps strength in chronic obstructive pulmonary disease,** Thorax 2005;60:718-722, um estudo sugere que a fraqueza do músculo quadricípite é comum na doença pulmonar obstrutiva crónica (DPOC), mas não é observada num pequeno músculo da mão (adutor do polegar). Embora isto possa ser explicado por uma atividade reduzida do quadríceps, a observação também pode ser explicada pela localização anatómica do músculo ou pela composição dos tipos de fibras. No entanto, os músculos abdominais têm uma distribuição anatómica e de tipo de fibras semelhante à do quadríceps, embora permaneçam activos na DPOC. A pressão abdominal da tosse é uma técnica recentemente descrita que pode ser utilizada para medir a força dos músculos abdominais (e, por conseguinte, dos músculos expiratórios) com maior exatidão do que as técnicas convencionais. Um estudo testou a hipótese de os músculos do quadríceps estarem mais enfraquecidos do que os músculos abdominais em doentes com DPOC, em comparação com controlos idosos saudáveis. A pressão abdominal máxima da tosse e a força isométrica do quadríceps foram medidas em 43 doentes com DPOC estável e em 25 voluntários idosos saudáveis, que eram iguais em termos de variáveis antropométricas. Apesar de uma redução significativa na força média do quadríceps (29,9 kg vs. 41,2 kg; IC 95% 217,9 a 24,6; p = 0,001), a pressão estomacal da tosse

permaneceu a mesma em pacientes com DPOC (227,3 cm H2O vs. 204,8 cm H2O; IC 95% 25,4 a 50,6; p = 0,11). Concluíram, assim, que a força muscular abdominal é preservada em doentes com DPOC ambulatórios estáveis quando existe fraqueza do quadricípite. Isto sugere que a localização anatómica e o tipo de fibra não podem explicar a fraqueza do quadríceps na DPOC. Por conseguinte, concluímos que o desuso e o consequente descondicionamento são factores importantes no desenvolvimento da fraqueza do quadricípete em doentes com DPOC ou que a atividade protege os músculos abdominais de potenciais processos miopáticos sistémicos.

22. Pedro O. P. Lima; Rodrigo R. Oliveira; Alberto G. Moura Filho; et all, realizaram o estudo Concurrent **validity of the pressure biofeedback unit and surface electromyography in measuring transversus abdominis muscle activity in patients with chronic nonspecific low back pain, o objetivo deste estudo foi avaliar a validade concorrente e a acurácia diagnóstica do aparelho de biofeedback de pressão e da eletromiografia de superfície na mensuração da atividade do músculo transverso do abdome em pacientes com dor lombar crônica inespecífica,** Brazilian Journal of Physical Therapy, o objetivo deste estudo foi avaliar a validade concorrente e a precisão diagnóstica da PBU na mensuração da atividade do músculo TrA em pacientes com dor lombar crônica inespecífica. Este estudo foi conduzido como um estudo transversal com validação. Foram recrutados para este estudo 50 doentes com dor lombar crónica não específica. Para testar a validade concorrente, foram comparadas as medições de PBU (teste índice) e as medições electromiográficas superficiais (teste padrão de referência), recolhidas por um fisioterapeuta durante uma série de manobras de contração voluntária do músculo TrA. Os participantes tinham em média 22 anos de idade, 63,7 kg, 1,70 m de altura e a duração média da dor lombar era de 1,9 anos. Foi observado um coeficiente Phi fraco e não significativo (r=0,2, p<0,20). Em termos de precisão diagnóstica, os nossos resultados indicam uma baixa sensibilidade (60%) e especificidade (60%) da PBU. O valor preditivo positivo foi elevado (0,8) e o valor preditivo negativo foi baixo (0,2). Conclusões: A validade concorrente da PBU na medição da atividade do músculo TrA em doentes com lombalgia crónica inespecífica é baixa, dada a baixa correlação e

precisão diagnóstica com a EMG superficial.

23. Azevedo DC, Lauria AC, Pereira AR, et all, realizaram a confiabilidade **intraexaminador e interexaminador da unidade de biofeedback de pressão para avaliar a estabilidade lombopélvica durante 6 testes de movimento dos membros inferiores.** O objetivo deste estudo foi avaliar a fiabilidade intraexaminador e interexaminador de examinadores que utilizaram uma unidade de biofeedback de pressão (PBU) durante 6 testes de movimento dos membros inferiores baseados no Modelo de Classificação de Imparidade do Sistema de Movimento para a dor lombar (LBP) em indivíduos com LBP não específica. Trinta indivíduos (13 homens e 17 mulheres) com lombalgia crónica inespecífica foram avaliados durante 6 testes de movimento dos membros inferiores com base no modelo de classificação de perturbações do sistema de movimento com uma PBU. Cada teste foi realizado duas vezes por 2 examinadores, com um intervalo de 48 horas entre as sessões de teste. Foram calculados os índices de fiabilidade das medições do PBU (coeficiente de correlação intraclasse [ICC]). A fiabilidade intra-avaliador para os testes de movimento da anca e do joelho foi boa a excelente (ICC(3,3), 0-.60-0.95). A fiabilidade interavaliadores para os testes de movimento da anca e do joelho foi moderada a excelente (ICC(2,3), 0,40-0,86). O erro padrão de medição e a menor alteração detetável para os testes de movimento situaram-se entre 1,4 e 11,3 mm Hg e entre 3,9 e 31,3 mm Hg, respetivamente. Os resultados deste estudo mostram que examinadores treinados podem efetuar medições fiáveis da PBU em doentes com dor lombar crónica.

**DESENHO DA INVESTIGAÇÃO:** Estudo observacional comparativo de carácter transversal

**GRUPO DE AMOSTRA:** Indivíduos com DPOC no grupo de estudo e indivíduos normais com idade, sexo e IMC no grupo de controlo (uma vez que a idade, o IMC e o sexo afectam a força muscular do núcleo, o grupo de controlo é emparelhado para eliminar os efeitos destas variáveis de confusão).

$$N = \ 2 \ X \ ( \ Z\alpha + Z\beta \ )^2 \ X \ \frac{P1 \ (100 - P1) + P2 \ (100 - P2)}{(P1 \ X \ P2)^2}$$

**TAMANHO DA AMOSTRA:** 70 (35 doentes com DPOC + 35 controlos saudáveis)

Onde,

N = dimensão da amostra

*Za* = valor Z com um intervalo de confiança de 95%.

ZP = Valor Z à potência de 80%.

P1 = A probabilidade de fraqueza muscular do núcleo em pessoas com peso normal é de 50%.

P2 = A probabilidade de fraqueza dos músculos centrais na DPOC é de 90%. (Com base no estudo-piloto efectuado no departamento).

**TIPO DE AMOSTRAGEM:** Amostragem universal, pacientes que frequentam consultas de fisioterapia.

**FONTE DA AMOSTRA:** Hospital Terciário de Cuidados de Saúde, Mumbai.

**LOCAL DE ESTUDO:** Serviço de fisioterapia, Serviço de doenças respiratórias, Serviço de doenças da mama, hospital terciário

**DURAÇÃO DO CENTRO DE ESTUDOS:** 15 meses

<u>**CRITÉRIOS DE INCLUSÃO E EXCLUSÃO:**</u>

<u>**GRUPO DE ESTUDO:**</u>

**Inclusão:**

1) Doentes com obstrução das vias respiratórias de acordo com a classificação GOLD.

**Exclusão:**

2) Exacerbação aguda da DPOC.
3) Osteoporose grave.
4) Qualquer disfunção músculo-esquelética dos membros inferiores.
5) Doenças cardiovasculares e neurológicas co-mórbidas
6) Não está disposto a participar no estudo

<u>**GRUPO DE CONTROLO:**</u>

**Inclusão:**

1) Indivíduos saudáveis comparáveis em termos de idade, género e IMC

**Exclusão:**

2) Doenças cardiovasculares e neurológicas co-mórbidas
3) Qualquer historial de dependências como o tabagismo, o consumo de álcool, etc.
4) Pessoa que participa num programa de fitness
5) Qualquer disfunção músculo-esquelética
6) Não está disposto a participar no estudo

<u>**MATERIAIS UTILIZADOS:**</u>

1) Braçadeira de biofeedback de pressão estabilizadora
2) Rodapé
3) Esfigmomanómetro
4) Cronómetro
5) Estetoscópio
6) Fita métrica
7) Máquina de pesagem

# DISPOSITIVO DE BIOFEEDBACK DE PRESSÃO

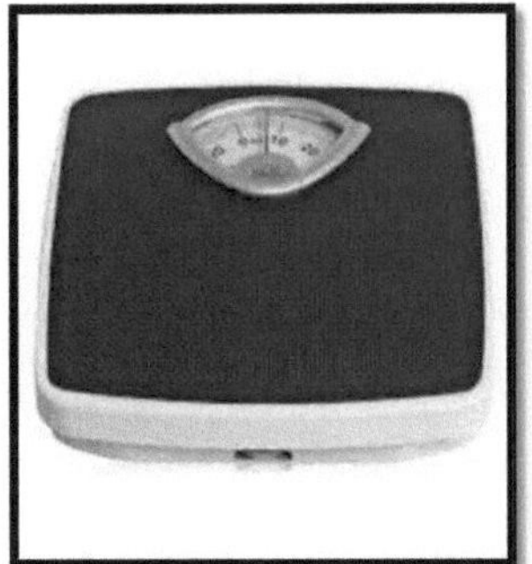
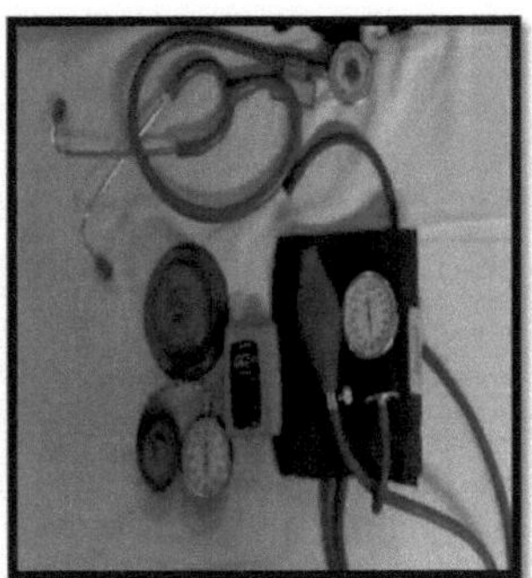
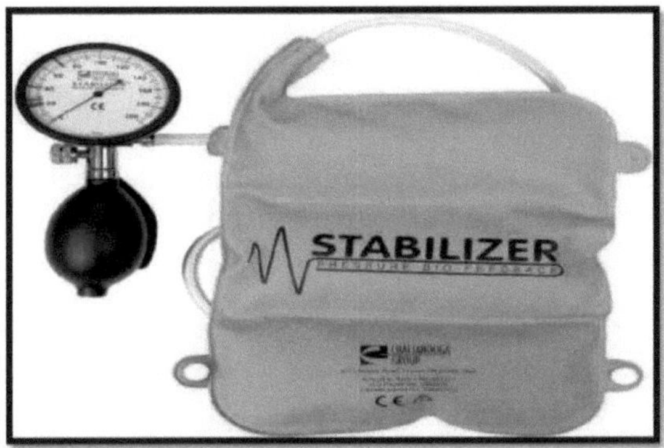


## MEDIÇÕES DE RESULTADOS:
1. A classificação de Richardson e Joule da força muscular do núcleo.
2. 6 minutos a pé (em metros).
3. Índice de massa corporal (kg/m )$^2$
4. FEV1%

## PROCEDIMENTO:
A aprovação do estudo foi obtida pelo comité de ética da instituição local e pelo comité de investigação do MUHS antes do início do estudo.

Dos 35 doentes com DPOC que preencheram os critérios de inclusão, foi obtido o seu consentimento e foram incluídos no grupo de estudo.

No grupo de controlo, foram examinados familiares de doentes que vieram ao bloco operatório ou que foram admitidos no hospital, bem como pessoas saudáveis da comunidade. Posteriormente, 35 indivíduos saudáveis que cumpriam os critérios de inclusão foram incluídos no estudo após a obtenção do seu consentimento para participar.

**Avaliação da força muscular do núcleo:** A força muscular do núcleo foi medida utilizando o dispositivo de biofeedback de pressão Stabiliser e o método de classificação dos músculos do núcleo de Richardson e Jull. Este método de classificação foi utilizado por ser um método fiável e válido para testar a força muscular do núcleo.[53]

Os indivíduos foram instruídos a deitarem-se em posição supina. O saco insuflável foi colocado na cavidade lombar e a pressão foi aumentada para 40 mm Hg. Os sujeitos foram instruídos a fletir ambos os membros inferiores. Foram efectuados dois testes antes da avaliação dos músculos do core. Foi ensinada a "manobra de retração", ou seja, a ativação dos músculos do core. Os sujeitos foram instruídos a puxar o umbigo para cima e para dentro e a mantê-lo, testando-os de acordo com os seguintes níveis.

**Grau 1:**
**a)** Deslizamento numa só perna com apoio da perna contralateral, a perna de ensaio desliza com o calcanhar sobre a superfície da superfície de exame. **(Fraco controlo)**
**b)** O calcanhar da perna de ensaio foi mantido a cerca de 5 cm de distância da superfície de ensaio durante a orientação da perna sem apoio. **(Controlo abaixo da média)**

**Grau 2:**
**a)** Deslizar numa só perna com a perna contralateral sem apoio. A perna de teste desliza com o calcanhar sobre a superfície da área de exame. **(Bom controlo)**
**b)** Deslizamento da perna sem apoio com a perna contralateral, com a perna de teste mantida a cerca de 5 cm da superfície de exame. **(Excelente controlo)**

Os sujeitos do teste foram classificados no ponto em que deixaram de ser capazes de manter a contração do músculo central.[53]

O peso em quilogramas e a altura em metros foram determinados para todos os doentes com DPOC e para indivíduos saudáveis da mesma idade, sexo e IMC, sendo depois calculado o índice de massa corporal (IMC). **Medição da distância percorrida ao longo de 6 minutos (DTC6):** Todos os indivíduos com DPOC foram submetidos a um teste de caminhada de 6 minutos para determinar a sua capacidade funcional. Tinham de percorrer um corredor de 15 metros ao seu próprio ritmo. Antes de iniciar o teste de caminhada de 6 minutos, todos os parâmetros de base, como a pressão arterial, a frequência respiratória, a frequência de pulso, a SpO2 foram medidos com oximetria de pulso e a dispneia foi classificada com a classificação de Borg para a perceção do esforço. O doente foi informado de todas as precauções e instruído para interromper o teste se surgisse algum sintoma adverso, como (1) dor no peito, (2) dispneia intolerável, (3) cãibras nas pernas, (4) cambalear, (5) diaforese e (6) aspeto pálido ou acinzentado. No final do teste de caminhada de 6 minutos, todos os parâmetros foram novamente verificados até atingirem o valor de referência e o tempo de recuperação foi calculado. A distância percorrida pelos indivíduos foi medida e o número de voltas foi calculado. Foi efectuada uma comparação entre a força muscular central dos doentes com DPOC e a força muscular central de indivíduos saudáveis, que foram comparados em termos de idade, sexo e IMC. Foi então determinada a correlação da força muscular central com o IMC (índice de massa corporal), a distância de caminhada de seis minutos (6MWD), o FEV1% e a gravidade da doença.

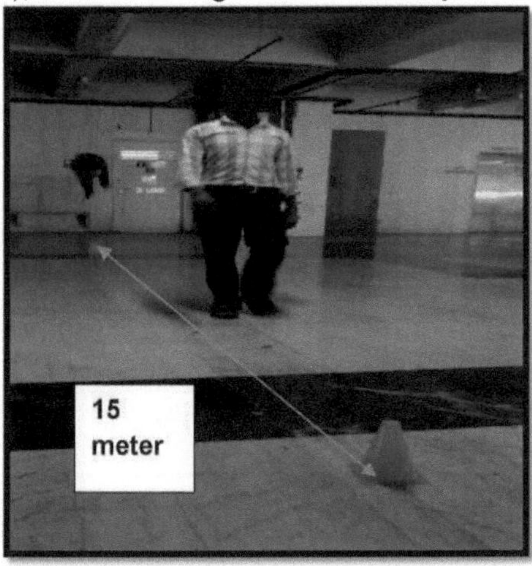


**Percurso para o teste de caminhada de seis minutos**

# Procedimento: Ativação dos músculos centrais

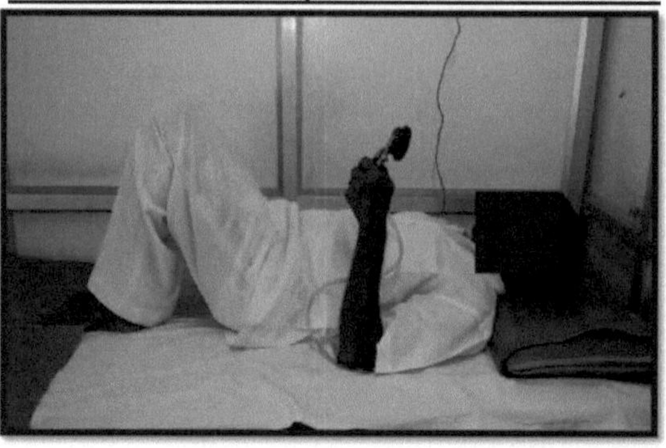

## A categorização dos músculos do core por Richardson e Jull

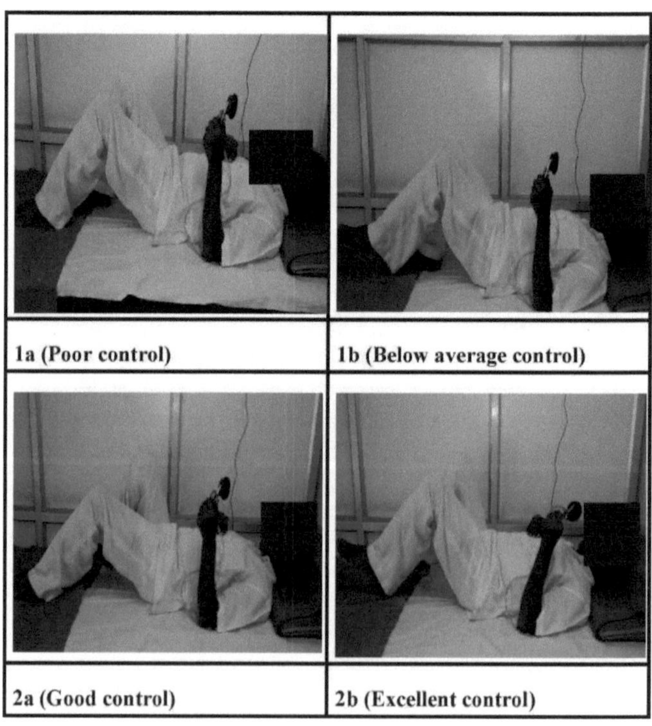

1) O software SPSS 20 foi utilizado para analisar os dados.

2) Para a força muscular do núcleo, os valores 0, 1a, 1b, 2a e 2b foram considerados como 0, 1, 2, 3 e 4, respetivamente (dados ordinais).

3) As variáveis dependentes do estudo são a força muscular central, o FEV1 %, o IMC e a DTC6.

4) Foi efectuada uma análise descritiva dos dados relativos à idade, ao sexo e ao IMC em ambos os grupos; o FEV1% e a DTC6 foram determinados no grupo de estudo.

5) A eficácia da correspondência entre a idade e o IMC foi testada utilizando a correlação de Pearson (uma correlação forte indica uma correspondência eficaz e uma amostra emparelhada).

6) O teste de Wilcoxon (teste não paramétrico para amostras emparelhadas) foi utilizado para comparar a força muscular do núcleo entre o grupo de estudo e o grupo de controlo (indivíduos saudáveis emparelhados em termos de idade, sexo e IMC), uma vez que os indivíduos são semelhantes em termos de idade, sexo e IMC, os desenhos emparelhados são tratados como um desenho do mesmo sujeito para análise estatística.[59]

7) O rácio de probabilidades foi calculado para a força muscular do núcleo.

8) O teste de correlação de Spearman (teste não paramétrico) foi utilizado para determinar a correlação entre a força muscular central e o IMC (índice de massa corporal), a gravidade da doença (de acordo com a classificação de Gold) e a capacidade funcional (teste de caminhada de 6 minutos).

9) Com um intervalo de confiança de 95%, o nível de significância foi de 0,05.

**DADOS DEMOGRÁFICOS:**

|  | **Frequency** | **Percent** |
| --- | --- | --- |
| **Female** | 34 | 48.6% |
| **Male** | 36 | 51.4% |
| **Total** | 70 | 100.0% |

A tabela acima mostra a distribuição por género dos participantes no estudo.

**Figura 1: Distribuição por género**

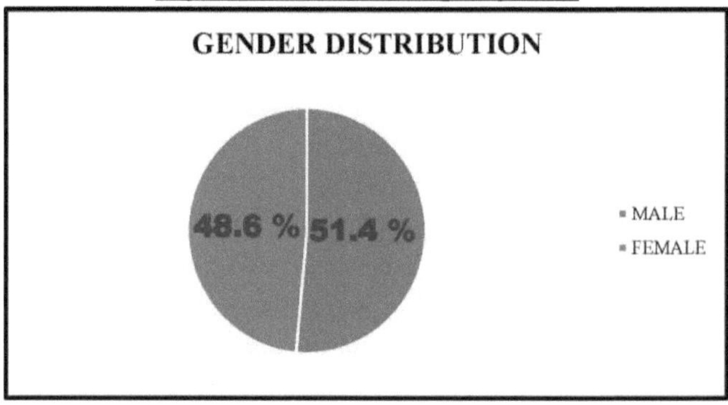


O diagrama acima mostra a distribuição por género dos sujeitos do estudo. O número total de participantes no estudo foi de 70, dos quais 34 (48,6%) eram do sexo feminino e 36 (51,4%) do sexo masculino.

**Quadro 2: Distribuição da idade e do IMC**

|  | Study Group | Control Group |
|---|---|---|
|  | Mean ± SD [95% CI] | Mean ± SD [95% CI] |
| AGE | 57.20 ± 9.72 (53.86 - 60.54) | 56 ± 10.10 (52.53 - 59.48) |
| BMI | 21.50 ± 3.18 (20.40 - 22.59) | 21.93 ± 3.14 (20.85 – 23.01 ) |

A tabela acima mostra a idade média e o IMC dos grupos de estudo e de controlo. [22] No grupo de estudo, a idade média e o IMC são 57,20 ± 9,72 anos e 21,50 ± 3,18 kg/m e no grupo de controlo, a idade média e o IMC são 56 ± 10,10 anos e 21,93 ± 3,14 kg/m .

<u>**Figura 2: Descritivo para idade e IMC**</u>

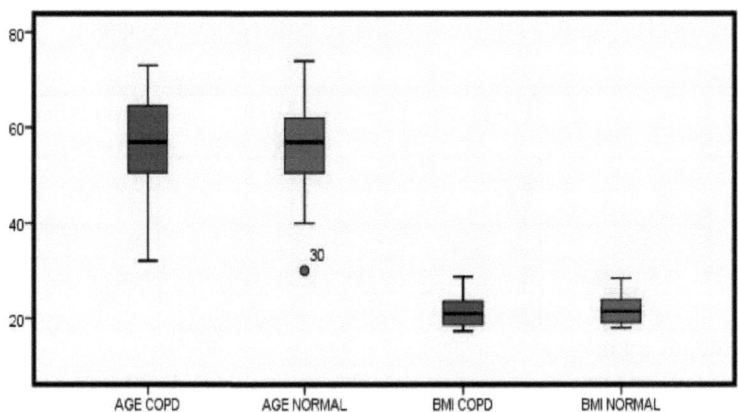


O diagrama acima mostra a idade média e o IMC dos sujeitos do estudo. [22] No grupo de estudo, a idade média e o IMC são 57,20 ± 9,72 anos e 21,50 ± 3,18 kg/m e no grupo de controlo, a idade média e o IMC são 56 ± 10,10 anos e 21,93 ± 3,14 kg/m .

<u>**Quadros 3: Teste de concordância dos dados: (correlação de Pearson)**</u>

| | | AGE | AGE | BMI | BMI |
|---|---|---|---|---|---|
| **COPD** | **Pearson Correlation** | 1 | 0.987** | 1 | 0.971** |
| | **Sig. (2-tailed)** | | 0.000 | | .000 |
| | N | 35 | 35 | 35 | 35 |
| **NORMAL** | **Pearson Correlation** | 0.987** | 1 | 0.971** | 1 |
| | **Sig. (2-tailed)** | 0.000 | | .000 | |
| | N | 35 | 35 | 35 | 35 |

**. Correlation is significant at the 0.01 level (2-tailed).

A tabela acima mostra o teste de emparelhamento entre os dois grupos. Ao comparar os dois grupos, foi encontrada uma forte correlação para a idade (r=0,987) e o IMC (r=0,971), indicando que os dois grupos estavam emparelhados, o que foi fortemente significativo em termos estatísticos. (p = 0.000).

<u>**ANÁLISE DO GRUPO DE ESTUDO:**</u>

**Tabela 4: Distribuição dos indivíduos testados de acordo com a**

| COPD CLASSIFICATION | | Frequency | Percent | Valid Percent | Cumulative Percent |
|---|---|---|---|---|---|
| | MILD | 4 | 11.4 | 11.4 | 11.4 |
| | MOD | 17 | 48.6 | 48.6 | 60.0 |
| | SEVERE | 10 | 28.6 | 28.6 | 88.6 |
| | V.SEVERE | 4 | 11.4 | 11.4 | 100.0 |
| | Total | 35 | 100.0 | 100.0 | |

**gravidade da doença**

A tabela acima mostra a distribuição dos indivíduos no grupo de estudo de acordo com a gravidade da doença (Classificação de Gold). O grupo de estudo incluiu 35 (100 %) indivíduos, dos quais 4 (11,4 %) eram ligeiros, 17 (48,6 %) moderados, 10 (28,6 %) graves e 4 (11,4 %) muito graves.

<u>**Figura 3: Distribuição dos doentes de acordo com a gravidade**</u>

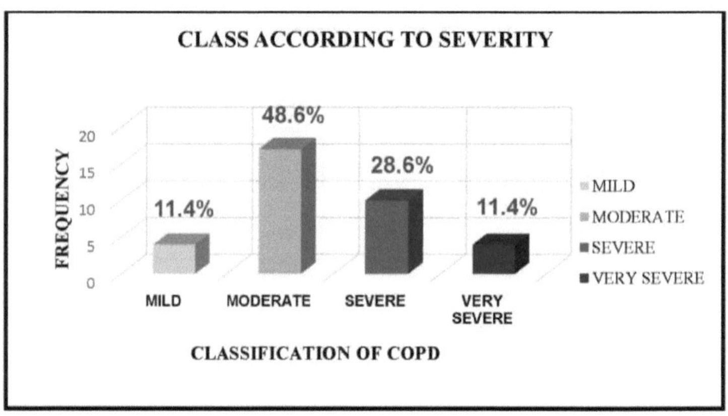


O diagrama acima mostra a distribuição dos doentes no grupo de estudo de acordo com a gravidade da doença (Classificação de Gold). O grupo de estudo incluiu 35 (100 %) doentes, dos quais 4 (11,4 %) tinham uma evolução ligeira, 17 (48,6 %) uma evolução moderada, 10 (28,6 %) uma evolução grave e 4 (11,4 %) uma evolução muito grave da doença.

**Tabela 5: FEV1 e DTC6 no grupo de estudo**

|  | Study Group |
| --- | --- |
|  | Mean ± SD [95% CI] |
| FEV1% | 56.500 ± 17.89 (50.77 – 62.65) |
| 6MWD | 302.37 ± 61.09 (281.37 – 323.34) |

A tabela acima mostra a média do VEF1% e da DTC6 no grupo de estudo. A média do VEF1% foi de 56,500 ± 17,89 (IC 95%, 50,77 - 62,65) e a média da DTC6 foi de 302,37 ± 61,09 (IC 95%, 281,37 - 323,34).


## ANÁLISE DO GRUPO DE ESTUDO VERSUS O GRUPO DE CONTROLO:

**Tabela 6: Análise descritiva da força muscular do núcleo dos grupos de estudo e de controlo**

| Group | Mean ± SD | 95% CI | Median |
| --- | --- | --- | --- |
| Study Group | 1.17 ± 0.71 | 0.93 - 1.41 | 1 |
| Control Group | 1.46 ± 0.95 | 1.13 - 1.78 | 1 |

A tabela acima mostra a análise descritiva da força muscular central no grupo de estudo e no grupo de controlo. A força muscular central média foi de 1,17 ± 0,71 (IC 95% 0,93-1,41) no grupo de estudo e de 1,42 ± 0,95 (IC 95% 1,13-1,78) no grupo de controlo. A mediana em ambos os grupos foi de 1.

## Figura 4: Boxplot da força muscular do núcleo nos grupos de estudo e de controlo

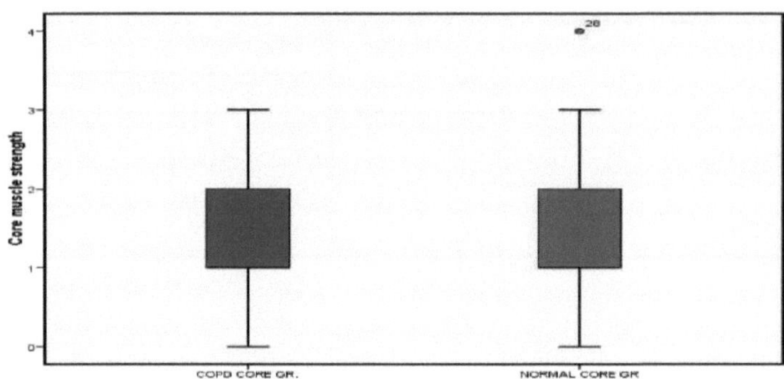


O diagrama acima mostra o boxplot para a força muscular do núcleo dos grupos de estudo e de controlo. A mediana dos dois grupos foi de 1.

## Tabela 7: Distribuição dos pacientes de acordo com a categorização dos músculos centrais

(a) Patient distribution in study group

| Core muscle grading | | Frequency | Percent | Valid Percent | Cumulative Percent |
|---|---|---|---|---|---|
| | 0 | 5 | 14.3 | 14.3 | 14.3 |
| | 1a | 20 | 57.1 | 57.1 | 71.4 |
| | 1b | 9 | 25.7 | 25.7 | 97.1 |
| | 2a | 1 | 2.9 | 2.9 | 100.0 |
| | 2b | 0 | 0 | 0 | |
| | Total | 35 | 100.0 | 100.0 | |

**(b) Distribuição dos doentes no grupo de controlo**

| Core muscle grading | | Frequency | Percent | Valid Percent | Cumulative Percent |
|---|---|---|---|---|---|
| | 0 | 4 | 11.4 | 11.4 | 11.4 |
| | 1a | 17 | 48.6 | 48.6 | 60.0 |
| | 1b | 9 | 25.7 | 25.7 | 85.7 |
| | 2a | 4 | 11.4 | 11.4 | 97.1 |
| | 2b | 1 | 2.9 | 2.9 | 100.0 |
| | Total | 35 | 100.0 | 100.0 | |

As tabelas acima mostram a distribuição dos doentes de acordo com a classificação dos músculos centrais nos grupos de estudo e de controlo. Nos grupos de estudo e de controlo, 5 (14,3%) e 4 (11,4%) eram do grupo 0, 20 (57,1%) e 17 (48,6%) do grupo 1a, 9 (25,7%) do grupo 1b em ambos os grupos, 1 (2,9%) do grupo 2a e 4 (11,4%) do grupo 2b, e 0 e 1 (2,9%) do grupo 2b, respetivamente.

**<u>Figura 5: Distribuição dos pacientes de acordo com a categorização dos músculos centrais</u>**

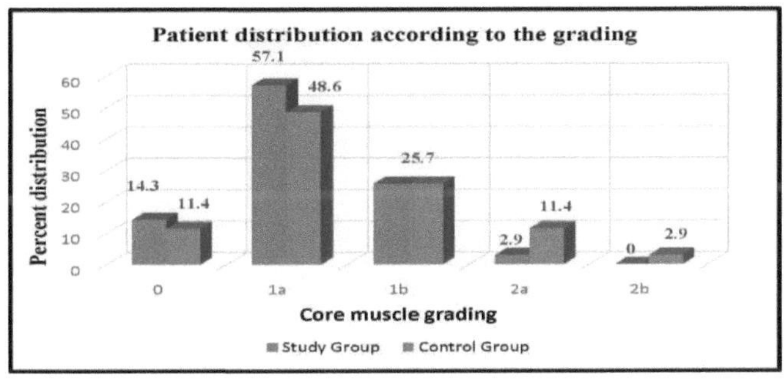


O diagrama acima mostra a distribuição dos doentes de acordo com a classificação dos músculos centrais nos grupos de estudo e de controlo. Nos grupos de estudo e de controlo, 5 (14,3%) e 4 (11,4%) eram do grupo 0, 20 (57,1%) e 17 (48,6%) do grupo 1a, 9 (25,7%) do grupo 1b em ambos os grupos, 1 (2,9%) e 4 (11,4%) do grupo 2a e 0 e 1 (2,9%) do grupo 2b.

**Tabela 8: Comparação da força muscular do núcleo em ambos os grupos**

| NORMAL CORE MS. GR. - COPD CORE MS. GR. | | N | Mean Rank | Sum of Ranks |
|---|---|---|---|---|
| | Negative Ranks | 7[a] | 11.50 | 80.50 |
| | Positive Ranks | 15[b] | 11.50 | 172.50 |
| | Ties | 13[c] | | |
| | Total | 35 | | |

**a. NÚCLEO NORMAL MS. GR. < COPD CORE MS. GR. b. NORMAL CORE MS. GR. > NÚCLEO COPD MS. GR. c. NÚCLEO NORMAL MS. GR. = NÚCLEO COPD MS. GR.** Estatísticas de testea

| | NORMAL CORE MS. GR. - COPD CORE MS. GR. |
|---|---|
| Z | -1.620[b] |
| Asymp. Sig. (2-tailed) | 0.105 |

As tabelas acima mostram a comparação da força muscular do núcleo nos grupos de estudo e de controlo. Com base nas classificações positivas, a força muscular central foi mais fraca no grupo de estudo do que no grupo de controlo, o que não foi estatisticamente significativo (p-value = 0,105).

**<u>Quadro 9: Resumo das hipóteses relativas à força muscular do núcleo em ambos os grupos</u>**

**Hypothesis Test Summary**

| | Null Hypothesis | Test | Sig. | Decision |
|---|---|---|---|---|
| 1 | The median of differences between COPD CORE GR. and NORMAL CORE GR equals 0. | Related-Samples Wilcoxon Signed Rank Test | .105 | Retain the null hypothesis. |

Asymptotic significances are displayed. The significance level is .05.

O quadro acima mostra o resumo do teste de hipóteses, que indica que a hipótese nula deve ser mantida com um valor p = 0,105 (valor p > 0,05 e, por conseguinte, não significativo).

<u>**RELAÇÃO DE PROBABILIDADES:**</u>
<u>**Quadro 10: Odds ratio da força muscular do núcleo**</u>

| | OUTCOME MESURE | | |
|---|---|---|---|
| **DISEASE STATUS (RISK FACTOR)** | **POOR** | **GOOD** | **ODDS RATIO ad / bc** |
| **STUDY GROUP** | 34 (a) | 1 (b) | |
| **CONTROL GROUP** | 30 (c) | 5 (d) | **5.66** |

A tabela acima mostra o odds ratio da força muscular central no grupo de estudo e no grupo de controlo. No grupo de estudo (doentes com DPOC), o risco de redução da força muscular central foi 5,66 vezes superior ao do grupo de controlo (indivíduos saudáveis com idade, sexo e IMC equivalentes).

**TABELAS E GRÁFICOS DE CORRELAÇÃO:**

**Tabela 11: Correlação da força muscular do núcleo com o IMC**

| | | | COPD Core | BMI |
|---|---|---|---|---|
| **Spearman's rho** | **COPD Core** | Correlation Coefficient | 1.000 | - 0.10 |
| | | Sig. (2-tailed) | . | 0.757 |
| | | N | 35 | 35 |
| | **BMI** | Correlation Coefficient | - 0.10 | 1.000 |
| | | Sig. (2-tailed) | 0.757 | . |
| | | N | 35 | 35 |

A tabela mostra a correlação entre a força muscular do núcleo e o IMC. O coeficiente de correlação de Spearman foi de - 0,10, indicando uma correlação linear negativa fraca entre a força muscular do núcleo e o IMC, que não é estatisticamente significativa (p = 0,757).

<u>**Gráfico 41Correlação da força muscular do núcleo com 6 MWD**</u>

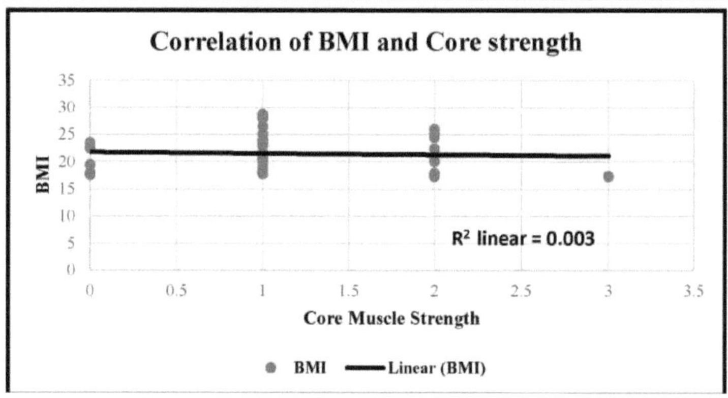


O gráfico acima mostra a correlação entre a força muscular do núcleo e o IMC, com o coeficiente de Spearman-Rho $rs = -0,10$ indicando uma correlação negativa fraca entre a força muscular do núcleo e o IMC.

<u>**Tabela 12: Correlação da força muscular do núcleo com a DTC6**</u>

| | | | COPD Core | 6MWD |
|---|---|---|---|---|
| **Spearman's rho** | **COPD Core** | Correlation Coefficient | 1.000 | 0.372 |
| | | Sig. (2-tailed) | . | 0.028 |
| | | N | 35 | 35 |
| | **6MWD** | Correlation Coefficient | 0.372 | 1.000 |
| | | Sig. (2-tailed) | 0.028 | . |
| | | N | 35 | 35 |

A tabela acima mostra a correlação entre a força muscular do núcleo e 6 MWD. O coeficiente de correlação de Spearman foi de 0,372, indicando uma correlação linear moderadamente positiva entre a força muscular do núcleo e a DTC6, que foi estatisticamente significativa (p = 0,028).

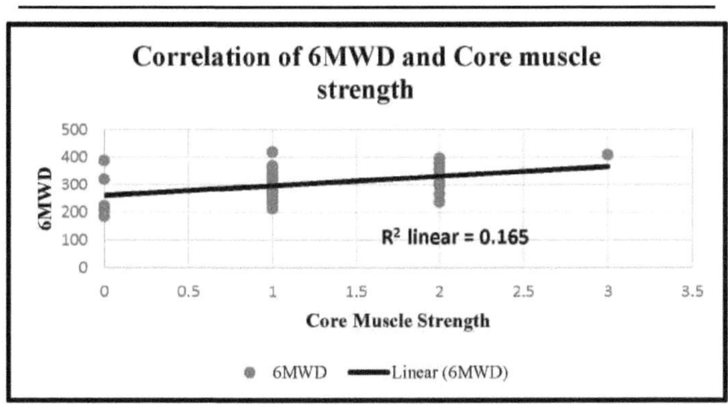


O gráfico acima mostra a correlação entre a força muscular do núcleo e a 6 MWD, com o coeficiente de Spearman-Rho $r_s$ = 0,372 indicando uma correlação linear moderada entre a força muscular do núcleo e a 6 MWD.

**Tabela 13: Correlação da força muscular do núcleo com o FEV1%**

| | | | FEV1 % | COPD CORE |
|---|---|---|---|---|
| **Spearman's rho** | **FEV1 %** | Correlation Coefficient | 1.000 | 0.274 |
| | | Sig. (2-tailed) | . | 0.112 |
| | | N | 35 | 35 |
| | **COPD CORE** | Correlation Coefficient | 0.274 | 1.000 |
| | | Sig. (2-tailed) | 0.112 | . |
| | | N | 35 | 35 |

A tabela mostra a correlação entre a força muscular central e o VEF1%. O coeficiente de correlação de Spearman foi de 0,274, indicando uma correlação linear positiva fraca entre a força muscular central e o VEF1%, que não foi estatisticamente significativa (p = 0,112).

<u>**Gráfico 42Correlação da força muscular central com o VEF1%**</u>

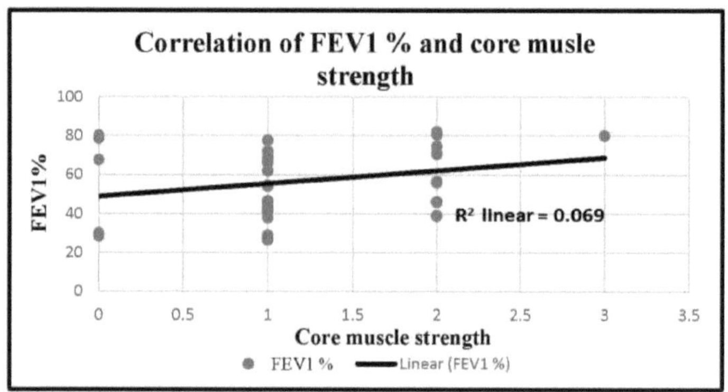


O gráfico acima mostra a correlação entre a força muscular do núcleo e o FEV1%, com o coeficiente de Spearman-Rho rs = 0,274 indicando uma correlação linear moderada entre a força muscular do núcleo e o FEV1%.

<u>**Tabela 14: Correlação da força muscular central com a gravidade da doença**</u>

|  |  |  | COPD Core | Severity of disease |
|---|---|---|---|---|
| **Spearman's rho** | **COPD Core** | Correlation Coefficient | 1.000 | - 0.288 |
|  |  | Sig. (2-tailed) | . | 0.094 |
|  |  | N | 35 | 35 |
|  | **FEV1 %** | Correlation Coefficient | - 0.288 | 1.000 |
|  |  | Sig. (2-tailed) | 0.094 | . |
|  |  | N | 35 | 35 |

O coeficiente de correlação de Spearman foi de -0,288, indicando uma correlação negativa linear fraca entre a força muscular do núcleo e a gravidade da doença, que não foi estatisticamente significativa (p = 0,094).

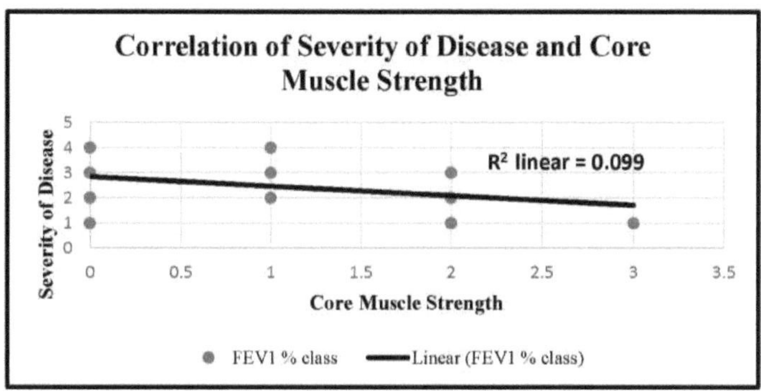


**doença**

O gráfico acima mostra a correlação entre a força muscular do núcleo e a gravidade da doença, com o coeficiente de Spearman-Rho $r_s = -0,288$ indicando uma correlação negativa linear fraca entre a força muscular do núcleo e a gravidade da doença.

# RESUMO


**1)** O número total de indivíduos no estudo foi de 70, dos quais 34 (48,6%) eram do sexo feminino e 36 (51,4%) do sexo masculino. O número de indivíduos no grupo de estudo e no grupo de controlo foi de 35 cada (o grupo de controlo foi emparelhado com indivíduos normais em termos de idade, sexo e IMC). [2][2]No grupo de estudo, a idade e o IMC médios foram $57,20 \pm 9,72$ anos e $21,50 \pm 3,18$ kg/m , respetivamente, e no grupo de controlo, a idade e o IMC médios foram $56 \pm 10,10$ anos e $21,93 \pm 3,14$ kg/m , respetivamente.

**2)** Ao comparar os dois grupos, foi encontrada uma forte correlação entre a idade (r=0,987) e o IMC (r=0,971), indicando que os dois grupos estavam emparelhados, o que foi fortemente significativo em termos estatísticos. (p< 0.0001).

**3)** No grupo de estudo, a média do VEF1% foi de $56,50\% \pm 17,89\%$ (IC 95%, 50,77 - 62,65) e a média da DTC6 foi de $302,37m \pm 61,09m$ (IC 95%, 281,37 - 323,34). No grupo de estudo, de acordo com a gravidade da doença (segundo a classificação de Gold), 4 (11,4%) eram ligeiros, 17 (48,6%) moderados, 10 (28,6%) graves e 4 (11,4%) muito graves.

**4)** Após a categorização dos músculos centrais nos grupos de estudo e de controlo, 5 (14,3%) e 4 (11,4%) foram classificados como 0, 20 (57,1%) e 17 (48,6%) como 1a, 9 (25,7%) como 1b em ambos os grupos, 1 (2,9%) e 4 (11,4%) como 2a e 0 e 1 (2,9%) como 2b, respetivamente.

**5)** A mediana da força muscular do núcleo no grupo de estudo e no grupo de controlo foi de 1.Verificou-se uma redução da força muscular do núcleo no grupo de estudo em comparação com o grupo de controlo, que não foi estatisticamente significativa (p=0,105).

**6)** O odds ratio da força muscular central mostrou que o risco de redução da força muscular central no grupo de estudo (DPOC) era 5,66 vezes superior ao do grupo de controlo (indivíduos saudáveis).

**7)** Houve uma correlação linear positiva moderada entre a força muscular central e a DTC6 ($r_s = 0,372$, $p = 0,028$), que foi estatisticamente significativa. Houve uma correlação positiva linear fraca com o VEF1% ($r_s = 0,274$, $p = 0,112$), que não foi estatisticamente significativa.

**8)** Verificou-se uma correlação negativa linear fraca entre a força muscular do núcleo e
IMC ($r_s = -0,10$, $p = 0,757$) e gravidade da doença ($r_s = -0,288$, $p = 0,094$), o que não foi estatisticamente significativo.

A DPOC caracteriza-se por uma obstrução das vias aéreas que não é totalmente reversível e está associada a uma resposta inflamatória dos pulmões a partículas ou gases nocivos. [54]Para além da inflamação crónica das vias aéreas nos doentes com DPOC, existem células inflamatórias activas e um aumento dos níveis plasmáticos de citocinas pró-inflamatórias na circulação sistémica que, juntamente com o stress oxidativo, contribuem para as alterações nutricionais e para a disfunção do músculo esquelético nestes doentes, o que contribui para uma baixa resistência ao exercício, particularmente nos doentes com obstrução moderada a grave do fluxo aéreo.[50,55]

O diafragma e os músculos abdominais são os principais músculos que ajudam na inspiração e na expiração, que requerem uma alteração da pressão na cavidade torácica. Os músculos respiratórios trabalham para atingir este objetivo, alterando as dimensões da cavidade torácica.[7] De acordo com Pilates, uma musculatura central forte e estável é muito benéfica para a respiração.[4] Estudos efectuados com cantores demonstraram que uma musculatura central forte ajuda os cantores a melhorar a resistência dos músculos respiratórios, aumentando assim a capacidade respiratória. Os músculos do tronco trabalham tensionando os músculos abdominais, criando mais pressão no abdómen, o que permite o relaxamento do diafragma e uma subida cuidadosamente controlada para cima. Os músculos do core fortes também apoiam os músculos da coluna vertebral e as costelas inferiores, o que, por sua vez, promove o movimento das costelas e leva a uma melhor capacidade respiratória.[5, 6]

O objetivo do estudo foi avaliar e comparar a força dos músculos do tronco em doentes com DPOC e em indivíduos saudáveis, comparáveis em termos de idade, sexo e IMC, e estabelecer uma correlação entre a força dos músculos do tronco e a capacidade funcional, o grau de obstrução e o IMC em doentes com DPOC.

Foram examinados todos os indivíduos com DPOC que se dirigiram ao centro de atendimento médico. Foram incluídos no estudo **70** indivíduos após terem dado o seu consentimento informado, incluindo 35 doentes com DPOC e 35 indivíduos saudáveis, com idades, géneros e IMC equivalentes.

A força dos músculos centrais foi medida utilizando o dispositivo de biofeedback de pressão Stabilizer e o método de avaliação dos músculos centrais de Richardson e Jull.

O quadro 1 apresenta a distribuição por género das pessoas envolvidas no estudo. O número total de indivíduos foi de 70, dos quais 34 (48,6 %) eram do sexo feminino e 36 (51,4 %) do sexo masculino. Como o grupo de controlo era do mesmo sexo que o grupo de estudo, havia 17 mulheres e 18 homens em cada grupo.

A Tabela 2 mostra a idade média e o IMC dos indivíduos do estudo. [22]A idade e o IMC médios foram, respetivamente, 56,60 anos ± 9,85 anos e 21,72 kg/m ± 3,14 kg/m. O grupo de controlo correspondeu ao grupo de estudo em termos de idade e de IMC.

A Tabela 3 mostra que o teste de correlação de Pearson foi utilizado para mostrar o emparelhamento entre os dois grupos. Ao comparar os dois grupos, foi encontrada uma forte correlação para a idade (r=0,987) e o IMC (r=0,971), indicando que ambos os grupos estavam emparelhados, o que foi fortemente significativo em termos estatísticos. (p = 0.000).

A Tabela 4 mostra a distribuição dos indivíduos do grupo de estudo de acordo com a gravidade da doença (Classificação de Gold). 4 indivíduos (11,4 %) tinham doença ligeira, 17 (48,6 %) tinham doença moderada, 10 (28,6 %) tinham doença grave e 4 (11,4 %) tinham doença muito grave.

A Tabela 5 mostra a média do VEF1 % e da DTC6 no grupo de estudo. A média do VEF1 % foi de 56,500 % ± 17,89 % (IC 95 %, 50,77 - 62,65) e a média da DTC6 foi de 302,37 m ± 61,09 m (IC 95 %, 281,37 - 323,34).

A Tabela 6 mostra a média e a mediana da força muscular central no grupo de estudo e no grupo de controlo. A força muscular central média foi de 1,17 ± 0,71 (IC 95% 0,93-1,41) no grupo de estudo e de 1,42 ± 0,95 (IC 95% 1,13-1,78) no grupo de controlo. A mediana em ambos os grupos foi de 1.

De acordo com a categorização dos músculos do core de Richardson e Jull, 0 significa nenhum controlo dos músculos do core, 1a: fraco controlo dos músculos do core, 1b: controlo abaixo da média dos músculos do core, 2a: bom controlo dos músculos do core, 2b: excelente controlo dos músculos do core.

A Tabela 7 (a) mostra a distribuição dos pacientes de acordo com a categorização dos músculos centrais no grupo de estudo. Dos 35 doentes com DPOC, 5 (14,3 %) foram classificados como 0, ou seja, não presentes, 20 (57,1 %) como 1a, ou seja, mau controlo, 9 (25,7 %) como 1b, ou seja, controlo abaixo da média, 1 (2,9 %) como 2a, ou seja, bom controlo, e 0 (0 %) como 2b, ou seja, excelente controlo.

A Tabela 7 (b) mostra a distribuição dos pacientes de acordo com a categorização dos músculos centrais no grupo de controlo. Dos 35 indivíduos saudáveis do grupo de controlo, 4 (11,4 %) foram classificados como 0, ou seja, ausentes, 17 (48,6 %) como 1a, ou seja, pobres, 9 (25,7 %) como 1b, ou seja, abaixo da média, 4 (11,4 %) como 2a, ou seja, bom controlo, e 1 (2,9 %) como 2b, ou seja, excelente controlo.

Como se pode ver nas tabelas acima, 5 (14,3%) indivíduos saudáveis do grupo de controlo foram classificados como 2 (2a+2b), o que corresponde a um controlo bom a excelente, em comparação com apenas 1 (2,9%) indivíduo com DPOC. Do mesmo modo, no grupo de controlo, 30 (85,7%) indivíduos saudáveis do grupo de controlo foram classificados como 1 (0+1a+1b), o que corresponde a um controlo fraco a abaixo da média, em comparação com 34 (97,1%) no grupo de estudo.

A Tabela 8 mostra a comparação da força muscular do núcleo nos grupos de estudo e de controlo. O teste Wilcoxon Signed Rank Test foi utilizado para comparar a força muscular do núcleo em ambos os grupos, uma vez que estavam emparelhados. A força muscular central foi mais fraca no grupo de estudo do que no grupo de controlo, o que não foi estatisticamente significativo (coeficiente z = - 1,620, valor de p = 0,105).

As Tabelas 7 (a) e 7 (b) mostram que a força muscular central diminui nos doentes com DPOC em comparação com indivíduos saudáveis de idade, sexo e IMC semelhantes. No entanto, como os indivíduos normais também apresentaram uma redução na força muscular central, esta diferença não foi estatisticamente significativa em nenhum dos grupos.

A Tabela 8 mostra o resumo do teste de hipóteses, que afirma que a hipótese nula deve ser mantida, ou seja, não há diferença na força muscular central em doentes com DPOC em comparação com indivíduos saudáveis com idade, sexo e IMC correspondentes, com um valor de p = 0,105 (valor de p > 0,05 e, por conseguinte, não significativo).

**A Tabela 9 mostra a razão de probabilidades da força muscular do núcleo no grupo de estudo e no grupo de controlo. O rácio de probabilidade é de 5,66. Embora não seja estatisticamente significativo, mostra que a probabilidade de uma redução da força muscular central em doentes com DPOC é 5,66 vezes maior do que em indivíduos saudáveis comparáveis em termos de idade, sexo e IMC.**

A Tabela 10 mostra a correlação entre a força muscular do núcleo e o IMC. O coeficiente de correlação de Spearman foi de - 0,10 e indica uma correlação linear negativa fraca entre a força muscular central e o IMC, que não é estatisticamente significativa (valor de p = 0,757). Nos doentes com DPOC, a força muscular central também diminui com o aumento do IMC. Isto pode dever-se ao facto de um aumento do IMC levar a um maior dispêndio de energia ao caminhar, o que, por sua vez, resulta numa menor atividade física e, consequentemente, numa redução da força muscular central.

A Tabela 11 mostra a correlação entre a força muscular central e a DTC6. O coeficiente de correlação de Spearman foi de 0,372, indicando uma correlação linear moderadamente positiva entre a força muscular central e a DTC6, que foi estatisticamente significativa (p=0,028).

O TC6 é seguro, fácil de utilizar, pouco dispendioso, bem tolerado e reflecte as actividades da vida diária. A distância de caminhada de 6 minutos é reduzida em doentes com DPOC, dependendo da gravidade da doença. Isto reflecte uma redução da capacidade funcional. Uma vez que a atividade física é um dos factores que influenciam a força muscular do núcleo, uma redução da atividade física leva a uma redução da força do núcleo.

A Tabela 12 mostra a correlação entre a força muscular central e o VEF1%. O coeficiente de correlação de Spearman foi de 0,274, indicando uma correlação linear positiva fraca entre a força muscular central e o VEF1%, que não foi estatisticamente significativa (p-valor = 0,112).

A Tabela 13 mostra a correlação entre a força muscular central e a gravidade da doença. O coeficiente de correlação foi de - 0,288, indicando uma correlação negativa linear fraca entre a força muscular central e a gravidade da doença, que não foi estatisticamente significativa (p-value = 0,094).

Margareta Emtner, PT, PhD, Professora Associada, Uppsala Univesity, Suécia, descobriu no seu estudo que a redução do desempenho físico é comum em pessoas com doença pulmonar obstrutiva crónica. A destruição das pequenas vias aéreas e dos alvéolos, a inflamação dos brônquios e a deterioração da força dos músculos esqueléticos contribuem para esta redução do desempenho.[16]

Foi demonstrado que, nos doentes com DPOC, as fibras musculares respiratórias apresentam diferentes graus de comprometimento das estruturas celulares e subcelulares, que, em muitos casos, são proporcionais à gravidade da doença e às circunstâncias que a acompanham (envelhecimento, descondicionamento, fome, comorbilidade).[35] À medida que a gravidade da doença aumenta, o desconforto respiratório aumenta, levando ao descondicionamento e à disfunção muscular.

W. D. C. Man, N. S. Hopkinson et al. sugeriram no seu estudo que o descondicionamento é o fator local mais importante responsável pela fraqueza do músculo quadricípite nos doentes com DPOC. Os autores levantaram a hipótese de que a disfunção do músculo esquelético pode ser devida a mecanismos locais, sistémicos ou ambos. O fator sistémico pode causar uma perda generalizada da função muscular, enquanto o fator local envolve a inatividade crónica em consequência da falta de ar, levando a um descondicionamento que resulta em disfunção muscular, particularmente nos músculos locomotores, como o quadricípite. Os músculos expiratórios, nomeadamente os músculos da parede abdominal anterior, têm uma distribuição do tipo de fibras semelhante à dos quadricípites. Os músculos do quadríceps são constituídos por 43% de fibras de tipo 1 e 57% de fibras de tipo 2, enquanto os músculos abdominais são constituídos por 46% de fibras de tipo 1 e 54% de fibras de tipo 2. Por conseguinte, pode existir uma disfunção muscular nos músculos abdominais que contribui para a redução da força muscular do core.[24]

Dodd DS, et al, no seu estudo da mecânica da parede torácica durante o exercício em doentes com obstrução crónica grave das vias aéreas, sugeriram que a obstrução das vias aéreas pode induzir alterações adaptativas no músculo expiratório de doentes com DPOC.[20] Embora o significado clínico desta ativação seja desconhecido, a contração do músculo expiratório pode representar um mecanismo compensatório na doença pulmonar obstrutiva. A contração do músculo expiratório pode armazenar energia elástica e gravitacional no tórax e no abdómen, facilitando o início do ciclo inspiratório subsequente. Existem vários relatórios que demonstram que a força e a resistência do músculo expiratório podem estar comprometidas em doentes com DPOC, resultando numa diminuição da reserva funcional.[22, 23]

Similowski T, Yan S, Gauthier AP et al. sugeriram no seu estudo sobre as propriedades contrácteis do diafragma humano em hiperinsuflação crónica que a hiperinsuflação dinâmica ocorre em doentes com DPOC, levando a uma alteração da relação comprimento-tensão do músculo diafragma.[18]

Os doentes com DPOC adoptam frequentemente uma postura cifótica ou virada para a frente para aliviar a dispneia.[26] Esta postura está associada a uma lordose reduzida da coluna lombar, o que leva a um alongamento dos músculos erectores da coluna vertebral e a um encurtamento dos músculos abdominais.[34]

Button BM, Sherburn M, Chase J, et al. 2005 sugeriram que os doentes com DPOC experimentam um pico de pressão intra-abdominal elevado e contínuo devido à tosse crónica, que causa disfunção dos músculos do pavimento pélvico, levando a um maior grau de incontinência urinária em comparação com a população em geral.[25]Em resumo, os doentes com DPOC têm uma força muscular central reduzida, apesar dos episódios de tosse recorrentes. Esta redução da força muscular central deve-se a factores sistémicos, como a perda sistémica da função muscular, alterações da geometria da parede torácica, alterações da relação comprimento-tensão do diafragma, dos músculos paraespinhais, do pavimento pélvico e dos músculos abdominais, juntamente com alterações do volume pulmonar e factores metabólicos sistémicos. Deve-se também a factores locais, como a redução da atividade (descondicionamento) e a adaptação postural (postura cifótica), alterações do tamanho das fibras, do comprimento dos sarcómeros, da massa muscular e do metabolismo muscular.[56, 57, 58]

## CONCLUSÃO

Não existe uma diferença estatisticamente significativa na força muscular do tronco em doentes com DPOC, em comparação com indivíduos saudáveis, em função da idade, do sexo e do IMC.
Em doentes com DPOC, existe uma correlação moderada com a capacidade funcional e uma correlação fraca com o grau de obstrução e o IMC.

## RESTRIÇÕES

**1)** Foi recolhida uma pequena amostra.
**2)** Não foi incluído o mesmo número de indivíduos de acordo com a classe de DPOC (classificação Gold) para avaliar a força muscular do núcleo.

## IMPACTO CLÍNICO

**1)** Um programa de exercícios para fortalecer o tronco, juntamente com exercícios para fortalecer os músculos do pavimento pélvico e a respiração diafragmática em doentes com DPOC, deve ser incluído como parte integrante do programa de reabilitação pulmonar.
**2)** Um programa de exercícios para fortalecer o tronco também deve ser incluído no programa de exercícios de uma pessoa saudável.

## PROPOSTAS

1) O estudo pode ser efectuado com uma amostra de grande dimensão.
2) Podem ser efectuados estudos futuros tendo em conta a presença de cifose em doentes com DPOC.
3) O estudo pode ser efectuado tendo em conta uma representação igual de cada classe (de acordo com a classificação de Gold).
4) Em estudos futuros, deve ser analisada a relação com a massa corporal magra.

# RESUMO

O objetivo do estudo foi avaliar e comparar a força dos músculos do tronco em doentes com DPOC e em indivíduos saudáveis, comparáveis em termos de idade, sexo e IMC, e encontrar uma correlação entre a força dos músculos do tronco e a capacidade funcional, o grau de obstrução e o IMC em doentes com DPOC.

O estudo foi um estudo observacional transversal comparativo, no qual 35 doentes com DPOC foram incluídos no grupo de estudo e 35 indivíduos normais com idade, sexo e IMC equivalentes foram incluídos no grupo de controlo. [2]Os resultados foram medidos utilizando a avaliação de Richardson e Joule da força muscular do núcleo, a distância de caminhada de 6 minutos (em metros), o índice de massa corporal (kg/m ) e o FEV1%.

Foram examinados os doentes com DPOC que se dirigiram ao centro de atendimento médico. Foram incluídas no estudo 35 pessoas com DPOC e 35 pessoas saudáveis, comparáveis em termos de idade, sexo e IMC, depois de terem dado o seu consentimento para participar no estudo.

A força dos músculos centrais foi medida utilizando o dispositivo de biofeedback de pressão Stabilizer e o método de classificação dos músculos centrais de Richardson e Jull. Este método de classificação foi utilizado por ser um método fiável e válido para testar a força dos músculos centrais. Os indivíduos foram classificados no ponto em que eram incapazes de manter a contração dos músculos centrais.

Os dados recolhidos foram analisados e os resultados foram determinados.

Verificou-se uma redução da força muscular do núcleo no grupo de estudo em comparação com o grupo de controlo, que não foi estatisticamente significativa (p=0,105).

Houve uma correlação linear positiva moderada entre a força muscular central e a DTC6 ($rs = 0,372$, $p = 0,028$), que foi estatisticamente significativa. Houve uma correlação positiva linear fraca com o VEF1% ($rs = 0,274$, $p = 0,112$), que não foi estatisticamente significativa.

Verificou-se uma correlação linear negativa fraca da força muscular central com o IMC ($rs = -0,10$, $p = 0,757$) e a gravidade da doença ($rs = -0,288$, $p = 0,094$), que não foi estatisticamente significativa.

Concluiu-se que não existe uma diferença estatisticamente significativa na força dos músculos do tronco em doentes com DPOC em comparação com indivíduos saudáveis que são iguais em termos de idade, sexo e IMC. Em doentes com DPOC, existe uma correlação moderada com a capacidade funcional e uma correlação fraca com o grau de obstrução e o IMC.

REFERÊNCIAS

1. Akuthota V, Nadlar SF. Fortalecimento do centro do corpo. Arch Phys Med Rehabil 2004; 85.
2. Hides, J.A., C.A. Richardson, e G.A. Jull. A recuperação do músculo multífido não é automática após a resolução da dor lombar aguda no primeiro episódio. Spine.21:2763Y2769, 1996.
3. McGill, S.M. Low back stability: from formal description to issues for performance and rehabilitation. Exercise Sport Sci. Rev. 29:26Y31, 2001.
4. K. Ganeshan, MPT, PILATES - porta de entrada para a estabilidade do núcleo.
5. Claudia Freidlander, CPT, Treino específico de desporto para atletas vocais - como o movimento pode apoiar a sua técnica vocal. Parte 1.
6. Shweta S. Devare Phadke, Sukhada Prabhu, Sujata Yardi, Study of respiratory capacity and core muscle strengthening in Indian classical singers (Estudo da capacidade respiratória e do reforço dos músculos centrais em cantores clássicos indianos).
7. Wade, O. L. (1954). The movements of the thorax and diaphragm during respiration (Os movimentos do tórax e do diafragma durante a respiração). The Journal of Physiology, 124(2), 193.
8. McGill SM, Sharratt MT, Seguin JP. Stress on spinal tissues during simultaneous lifting and ventilation (Tensões nos tecidos da coluna vertebral durante a elevação e ventilação simultâneas). Ergonomia 1995; 38:1772-92.
9. Hodges PW, Richardson CA. Estabilização muscular ineficiente da coluna lombar associada à dor lombar. Uma avaliação do controlo motor do músculo transverso do abdómen. Spine 1996;21: 2640-50.
10. McGill S. Low back disorders: evidence-based prevention and rehabilitation. Champaign (IL): Human Kinetics; 2002.
11. Porterfield JA, DeRosa C. Dor lombar mecânica: perspectivas de anatomia funcional. 2ª ed. Philadelphia: WB Saunders; 1998.
12. Epstein SK. Uma revisão da função muscular respiratória. Clin Chest Med 1994;15: 619-39.
13. Fuller D, Sullivan J, Fregosi R. Expiratory muscle endurance performance after exhaustive submaximal exercise. J Appl Physiol

1996;80: 1495-502.

14. A Ramfrez-Sarmiento, M Orozco-Levi, E Barreiro, R Mendez, A Ferrer, J Broquetas,J Gea .Expiratory muscle endurance in chronic obstructive pulmonary disease Thorax 2002;57:132-136.

15. Rabe KF, Hurd S, Anzueto A, Barnes PJ, Buist SA, Calverley P, et al. Global strategy for the diagnosis, management, and prevention of chronic obstructive pulmonary disease: GOLD Executive Summary. American Journal of Respiratory and Critical Care Medicine. 15 de setembro de 2007; 176:532-55.

16. Margareta Emtner, PT, PhD, Professora Associada, Universidade de Uppsala, Suécia Epstein SK. DPOC - Uma visão geral da função muscular respiratória. Clin Chest Med 1994;15: 619-39.

17. O'Donnell DE, Bertley JC, Chau LK, Webb KA. Qualitative aspects of exercise-induced breathlessness in chronic airflow limitation: pathophysiological mechanisms (Aspectos qualitativos da falta de ar induzida pelo exercício na limitação crónica do fluxo de ar: mecanismos fisiopatológicos). *Am JRespir Crit Care Med.* 1997;155(1):109-115.

18. Similowski T, Yan S, Gauthier AP, Macklem PT, Bellemare F: Propriedades contrácteis do diafragma humano durante a hiperinsuflação crónica.1991, 325:917923.

19. Cynthia Norkins, Pamela K. Levangie, The thorax and chest wall, Ed, 3-pg.no.182.

20. Dodd DS, Brancatisano T, Engel LA. Mecânica da parede torácica durante o exercício em pacientes com obstrução crónica grave das vias aéreas. Am Rev Respir Dis 1984;129:33-8.

21. Ninane V, Rypens F, Yernault JC, De Troyer A. Utilização dos músculos abdominais durante a respiração em doentes com obstrução crónica das vias respiratórias. Am Rev Respir Dis 1992; 146: 16-21.

22. Ninane V, Yernault JC, De Troyer A. PEEP intrínseca em doentes com doença pulmonar obstrutiva crónica. O papel dos músculos expiratórios. Am RevRespir Dis 1993;148:1037-42.

23. Suzuki S, Suzuki J, Okubo T. Expiratory muscle fatigue in normal subjects (Fadiga muscular expiratória em indivíduos normais). J Appl Physiol 1991;70: 2632-9.

24. W D-C Man, N S Hopkinson, F Harraf, D Nikoletou, M I Polkey, J Moxham, Abdominal muscle and quadriceps strength in chronic

obstructive pulmonary disease,Tho rax 2005;60:718-722.

**25.** Button BM, Sherburn M, Chase J, et al. Dysfunction of the pelvic floor muscles (Disfunção dos músculos do pavimento pélvico). 2005.

**26.** O'Sullivan BS, Schmitz JT. Avaliação e tratamento da reabilitação física. 5 $^{th}$ ed.. Philadelphia: FA Davis Company. publ; 2001:561-588.

**27.** Willeput R, Sergysels R: Padrões respiratórios induzidos por uma postura inclinada em doentes com DPOC. Rev Mal Respir 1991, 8:577-582.

**28.** Bhatt SP, Guleria R, Luqman-Arafath TK, Gupta AK, Mohan A, Nanda S: Stoltzfus JC Effect of tripod position on objective parameters of respiratory function in stable chronic obstructive pulmonary disease (Efeito da posição do tripé nos parâmetros objectivos da função respiratória na doença pulmonar obstrutiva crónica estável). Indian J Chest Dis Allied Sci 2009, 51:83-85.

**29.** Brannon FJ, Foley MW, Starr JA, Saul LM: Cardiopulmonary Rehabilitation: basic theory and application. FA Davis: Philadelphia; 1993.

**30.** Kisner C, Colby LA: Exercícios terapêuticos: Principles and techniques. FA Davis: Filadélfia; 1996.

**31.** Shaffer TH, Wolfson MR, Bhutani VK: Função muscular respiratória, avaliação e treino. Phys Ther 1981, 61:1711-1723.

**32.** Simpson LS: Effect of increased abdominal muscle strength on forced vital capacity and forced expiratory volume. Phys Ther 1983, 63:334-337.

**33.** Sharp JT, Drutz WS, Moisan T, Foster J, Machnach W: Alívio postural da dispneia na doença pulmonar obstrutiva crónica grave. Am Rev Respir Dis 1980, 122:201-211.

**34.** Ki-song Kim, Min-kwang Byun, et all,Effects of breathing manoeuvre and sitting posture on muscle activity in inspiratory accessorymuscles in patients with chronic obstructive pulmonary disease Multidisciplinary Respiratory Medicine 2012, 7:9.

**35.** M. Orozco-Levi. Estrutura e função dos músculos respiratórios em pacientes com DPOC: deficiência ou adaptação. ERS Journals Ltd 2003.

**36.** Iniciativa global para a doença pulmonar obstrutiva crónica. 2013.

**37.** Stephen I Rennard, Georges Juvelekian, et alDoença Pulmonar Obstrutiva Crónica: definição, manifestações clínicas, diagnóstico e estadiamento 2013.

**38.** Noujeim, Carlos; Bou-Khalil, Pierre. Actualizações da DPOC: o que há de novo na fisiopatologia e na gestão? **Revisão de Especialistas em Medicina Respiratória.** 2013; 439-437.

**39.** Sundeep Salvi, Anurag Agrawal. A Índia precisa de um programa nacional de prevenção e controlo da DPOC. *Associação Médica Indiana;* 2012 60: 5-7

**40.** SK Jindal. DPOC: A epidemia não reconhecida na Índia. *Associação de médicos da Índia;* 201260: 14-16

**41.** Rob CI Wust, Hans Degens, Institute for Biophysical and Clinical Research into Human Movement (IRM), Manchester Metropolitan University, Cheshire, Reino Unido, investigaram os factores que contribuem para a perda de massa muscular e a disfunção em doentes com DPOC.

**42.** Componentes da reabilitação pulmonar. *Sociedade Torácica Americana ATS* 2013.

**43.** Garrod Rachel; et al. Role of physiotherapy in the management of chronic lung diseases: an overview of systematic reviews. *Respiratory Medicine* 2007; 101(12) 2429-36.

**44.** Jonathan Singer, Edward H. et al. Força muscular respiratória e esquelética na DPOC: Impacto na capacidade de exercício e na função dos membros inferiores. *Journal of cardiopulmonary Rehabilitation and Prevention;* 201131(2): 111-119.

**45.** Khirani,S; Polese,G et al.Patho physiology of airflow limitation in COPD.Oxford *.Clinical Publishing, an Imprint of Atlas Medical Publishing Ltd,* 2005.

**46.** Coen AC Ottenheijm*4, Leo MA Heunks1,2,3 e Richard PN Dekhuijzen1, reviram as adaptações do diafragma em doentes com DPOC, *Respiratory Research* 2008, 9:12.

**47.** Denis e. O'donnell, susan m. Revill, e katherine a. Webb, Dynamic Hyperinflation and Exercise Intolerance in Chronic Obstructive Pulmonary Disease.

**48.** Ravi Savadatti1, Gajanan. S. Gaude, Prashant Mukkannava, realizaram um estudo piloto sobre o efeito de um suporte postural para corrigir a postura do ombro para a frente e a cifose em pacientes com doença pulmonar obstrutiva crónica, Indian Journal of Physiotherapy & Occupational Therapy. janeiro-março de 2013, Vol. 7, No. 1.

49. Anoma Santiworakul, Suwannee Jarungjitaree et al. Effect of Lower Extremity Exercise on Muscle Strength and Physical Capacity in COPD Patients (Efeito do exercício das extremidades inferiores na força muscular e na capacidade física dos doentes com DPOC). *J Med Assoc Thai* 2009; 92(4): 556-63.

50. Silva KR, Marrara KT et al. Fraqueza muscular esquelética e intolerância ao exercício em pacientes com doença pulmonar obstrutiva crônica. Revista Brasileira de Fisioterapia 2008;12(3).

51. Pedro O. P. Lima; Rodrigo R. Oliveira; Alberto G. Moura Filho; et all, Concurrent validity of the pressure biofeedback unit and surface electromyography in measuring transversus abdominis muscle activity in patients with chronic nonspecific low back pain, Revista Brasileira de Fisioterapia.

52. Azevedo DC, Lauria AC, Pereira AR, et all, Realizou-se a fiabilidade intraexaminador e interexaminador da unidade de biofeedback de pressão para avaliar a estabilidade lombopélvica durante 6 testes de exercício dos membros inferiores.

53. Susan Leigh Martin, A study to determine the relationship between core muscle strength and chronic low back pain in amateur female road runners and non-runners, 2006.

54. Agusti A, Noguera A, Sauleda J, et al. Efeitos sistémicos da doença pulmonar obstrutiva crónica. *Eur Respir J* 2003;21(2):347-60.

55. Palange P, Forte S, Onorati P, Paravati V, Manfredi F, Serra P, et al. Efeito da redução do peso corporal na capacidade muscular aeróbica em doentes com DPOC. *Chest*. 1998; 114(1):12-8.)

56. Sociedade Torácica Americana/Sociedade Respiratória Europeia. Disfunção do músculo esquelético na doença pulmonar obstrutiva crónica. Am J Respir Crit Care Med 1999; 159: S1-S40.

57. Marchand E, Decramer M. Disfunção muscular respiratória e propulsão na doença pulmonar obstrutiva crónica. Clin. Chest Med 2000; 21: 679-692.

58. Fitting JW. A musculatura respiratória na doença pulmonar obstrutiva crónica. Swiss Med Wkly 2001; 131: 483-486).

59. Carolyn M. Hicks, Practical Research Methods for Phyaiotherapists, Capítulo 4, página 63 - 64.

# Índice

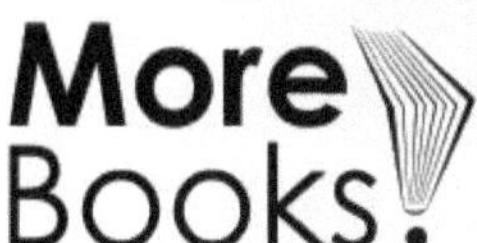

More
Books!


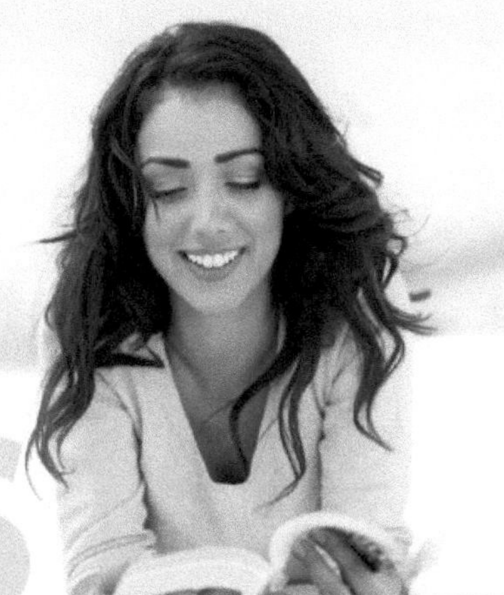

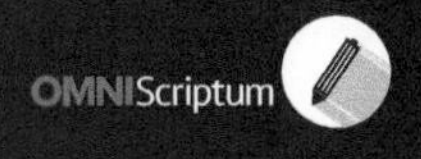

info@omniscriptum.com
www.omniscriptum.com
OMNIScriptum